Wie werde ich

Pflegehelfer/in

in Radiologie ?

Der vollständige Leitfaden

MARTIN STERLING

2

Inhaltsverzeichnis

« *Radiologie ist nicht nur die Kunst des Durchschauens, sondern die Magie, die stille Sprache des Körpers zu entschlüsseln, um den Weg der Heilung zu lenken.*"

EINFÜHRUNG

Die entscheidende Rolle der Pflegekraft in der medizinischen Bildgebung

Die medizinische Bildgebung ist ein faszinierender Bereich, in dem fortschrittliche Technologie mit der direkten Patientenbetreuung verschmilzt. Diese Kombination erfordert ein kompetentes medizinisches Team, in dem die Pflegekraft eine entscheidende Rolle spielt. Ihre Verantwortlichkeiten sind, auch wenn sie der breiten Öffentlichkeit oft nicht bekannt sind, von grundlegender Bedeutung für den reibungslosen Ablauf der Radiologieabteilung und das Wohlbefinden des Patienten.

- Erste Kontaktstelle
    - Häufig ist die Pflegekraft der erste Kontakt, den der Patient mit der bildgebenden Abteilung hat. Dieser Erstkontakt ist entscheidend, um eine vertrauensvolle Atmosphäre zu schaffen. Ein einfühlsamer und beruhigender Ansatz hilft dem Patienten, sich zu entspannen, was für klare Bilder und das Wohlbefinden des Patienten von entscheidender Bedeutung ist.
        -
- Vorbereitung des Patienten
    - Vor jedem bildgebenden Verfahren muss der Patient oft vorbereitet werden. Dazu kann die Erklärung des Verfahrens gehören, das Wechseln der Kleidung in Krankenhauskleidung, die Überprüfung der Krankengeschichte, um sicherzustellen, dass es keine Kontraindikationen für die Untersuchung gibt (z. B. eine Kontrastmittelallergie), oder sogar das Legen eines venösen Zugangs. Die Pflegekraft steht bei diesen Aufgaben oft an vorderster Front.

- Technische Unterstützung
  - Obwohl die Pflegekraft die Bilder nicht selbst anfertigt, unterstützt sie häufig den Radiologietechniker oder Radiologen bei verschiedenen Aspekten des Verfahrens. Dazu können die richtige Lagerung des Patienten, die Vorbereitung der Ausrüstung oder die Verabreichung von Kontrastmitteln unter Aufsicht gehören.

- Sicherheit und Strahlenschutz
  - Sicherheit ist in der Radiologie von größter Bedeutung. Die Pflegekraft muss dafür sorgen, dass alle Sicherheitsprotokolle befolgt werden, insbesondere im Hinblick auf den Strahlenschutz. Dazu gehört auch, dass sichergestellt wird, dass Patient und Personal angemessen vor unnötiger Strahlenbelastung geschützt werden.

- Pflege nach der Prüfung
  - Nach der Untersuchung endet die Rolle der Betreuungsperson nicht. Sie müssen sich vergewissern, dass es dem Patienten gut geht, ggf. eine Nachsorge nach der Untersuchung durchführen (z. B. eine Kontrastmittelreaktion überwachen) und häufig Anweisungen für die Nachsorge geben.

- Verbindung zwischen Patient und medizinischem Team
  - Der Pfleger fungiert oft als Brücke zwischen dem Patienten und dem Rest des medizinischen Teams und vermittelt entscheidende Informationen, die die Pflege des Patienten oder die Interpretation von Bildern beeinflussen können.

- Pflege der Arbeitsumgebung
    - Um die Sicherheit und Effizienz des Dienstes zu gewährleisten, ist die Pflegekraft häufig an der allgemeinen Instandhaltung des Dienstes beteiligt und sorgt dafür, dass alles sauber, organisiert und funktionstüchtig ist.

Medizinische Bildgebungsassistenten sind ein entscheidendes Rädchen in der komplexen Maschinerie der Radiologie. Ohne ihre Hingabe, Kompetenz und Sorgfalt wäre der Bildgebungsprozess weitaus weniger reibungslos, effizient und human.

Die Verschmelzung von Pflege und Technologie:
eine einzigartige Kombination

Die Welt der medizinischen Bildgebung ist ein bemerkenswertes Nebeneinander von menschlicher, patientenzentrierter Fürsorge und dem Einsatz modernster Technologien. Diese einzigartige Konvergenz ermöglicht präzise Diagnosen und gezielte Behandlungen, erfordert aber auch ein medizinisches Team, das mit beiden Seiten dieser Medaille umzugehen weiß.

- Technologie: Ein Blick auf das Unsichtbare
    - **Diagnostische Genauigkeit**: Die Fortschritte in der Bildgebungstechnologie ermöglichen es Ärzten, Dinge zu sehen, die vorher unsichtbar waren. Ob es sich um einen wachsenden Tumor, eine Gefäßanomalie oder eine Knochenverletzung handelt, die Technologie ermöglicht uns einen nie dagewesenen Einblick in das Innere des menschlichen Körpers.
    - **Minimierung invasiver Eingriffe**: Dank medizinischer Bildgebung können viele

14

Diagnosen und sogar Behandlungen ohne invasive chirurgische Eingriffe durchgeführt werden. Dies reduziert die Risiken für die Patienten und beschleunigt ihre Genesung.

- **Stetige Weiterentwicklung**: Die Bildgebungstechnologie entwickelt sich mit einer phänomenalen Geschwindigkeit. Neue Bildgebungsmodalitäten und höhere Auflösungen bedeuten, dass das, was wir sehen können und wie wir es sehen, ständig verbessert wird.

- Pflege: Der Mensch hinter der Maschine
  - **Einfühlungsvermögen und Komfort**: Trotz der Abhängigkeit von der Technologie sind der Komfort und das Wohlbefinden des Patienten nach wie vor von größter Bedeutung. Ein ängstlicher oder unbequemer Patient kann die Bildqualität beeinträchtigen. Die einfühlsame Herangehensweise des Pflegepersonals und des medizinischen Teams ist daher von entscheidender Bedeutung.
  - **Kommunikation**: Das Erklären eines Verfahrens, das Beruhigen eines besorgten Patienten oder das Verstehen der besonderen Bedürfnisse einer Person sind Fähigkeiten, die ebenso wichtig sind wie die technische Beherrschung der Geräte.
  - **Sicherheit**: Obwohl die Ausrüstung viel bewirken kann, ist es die menschliche Wachsamkeit und Sorgfalt, die die Sicherheit des Patienten gewährleistet, sei es im Hinblick auf den Strahlenschutz oder die Reaktion auf Kontrastmittel.

- Die Interdependenz von Technologie und Pflege
  - **Effizienz und Genauigkeit**: Ohne die menschliche Kompetenz, einen Patienten richtig zu positionieren oder die Signale der Geräte zu interpretieren, wäre die Technologie nicht effizient.
  - **Persönliche Betreuung**: Trotz der Wunder der Technik ist jeder Patient einzigartig. Die Anpassung von Verfahren, die Wahl der Bildgebungsmodalität und die Anpassung an individuelle Bedürfnisse ist eine menschliche Entscheidung.

- Fortlaufende Bildung und Ausbildung
  - **Technologische Entwicklung**: Mit dem Fortschritt der Technologie wird es für das medizinische Team immer wichtiger, auf dem Laufenden zu bleiben und sich weiterzubilden.
  - **Zwischenmenschliche Fähigkeiten**: Auch Schulungen in Kommunikation, Stressbewältigung und Interaktionstechniken mit Patienten sind entscheidend, um sicherzustellen, dass die Technologie optimal genutzt wird.

Obwohl die medizinische Bildgebung stark auf Technologie beruht, ist es die Verschmelzung dieser Technologie mit einer sorgfältigen, patientenzentrierten Pflege, die das Feld wirklich definiert. Es ist ein feinfühliger Tanz, bei dem sich Maschine und Mensch ergänzen, um das Beste aus beiden Welten im Dienste des Wohlbefindens und der Gesundheit des Patienten zu bieten.

Kapitel 1

RADIOLOGIE VERSTEHEN

Geschichte und Entwicklung der Radiologie

Die Radiologie als medizinische Disziplin hat seit ihrer zufälligen Entdeckung Ende des 19. Jahrhunderts einen langen Weg zurückgelegt. Der Weg der Radiologie ist ein Abenteuer aus wissenschaftlicher Neugier, technologischen Innovationen und einem wachsenden Verständnis der Auswirkungen auf die Gesundheit. Lassen Sie uns einen Blick auf diese faszinierende Geschichte werfen.

- Die Vorgeschichte: Entdeckung der Röntgenstrahlen
  - **Wilhelm Conrad Röntgen (1895)**: Diesem deutschen Physiker wird die Entdeckung der Röntgenstrahlen zugeschrieben, während er mit Kathodenstrahlröhren experimentierte. Das Bild der Hand seiner Frau Anna Bertha ist das erste bekannte Röntgenbild.
  - **Erste Reaktionen**: Die Entdeckung wurde mit Verwunderung und Skepsis aufgenommen. Röntgenstrahlen wurden auf Jahrmärkten und Ausstellungen eingesetzt, bevor sie in der Medizin Anwendung fanden.

- Frühe Entwicklungen und medizinische Nutzung
  - **Erste medizinische   Anwendungen**: Chirurgen erkannten schnell das Potenzial von Röntgenstrahlen, um Kugeln und Brüche zu lokalisieren. Dies war besonders in Kriegen nützlich, um verwundete Soldaten zu behandeln.
  - Gefahrenrealisierung: Leider hat die anfängliche Unkenntnis der mit der Strahlung verbundenen Risiken zu mehreren Fällen von Überbelastungen geführt, von denen einige zu Krankheiten oder sogar zum Tod führten.

- Das Zeitalter der Modernisierung und Spezialisierung
  - **Entwicklung des Fluoroskops (1920er Jahre)**: Diese Innovation ermöglichte Echtzeit-Visualisierungen, wenn auch noch in rudimentärer Form.
  - **Tomografie (1930er Jahre)**: Eine Technik, mit der bestimmte Abschnitte des Körpers dargestellt werden können, wodurch die Klarheit und Genauigkeit der Bilder verbessert wird.
  - **Anerkennung als Fachgebiet**: Fortschritte haben die Radiologie als eigenständiges medizinisches Fachgebiet etabliert, das eine Spezialausbildung erfordert.

- Bedeutende technologische Innovationen
  - **Computertomographie (CT) (1970er Jahre)**: Die CT ist ein großer Durchbruch.
  - **Magnetresonanztomografie (MRT) (1980er Jahre)**: Mithilfe von Magnetismus und Radiowellen liefert die MRT noch detailliertere Bilder, insbesondere von Weichteilgewebe.
  - **Ultraschall**: Mithilfe von Schallwellen werden Bilder erzeugt, die vor allem für die Geburtshilfe und die Herzdiagnostik nützlich sind.

- Interventionelle Radiologie
  - Dieser Teilbereich der Radiologie ermöglicht es Ärzten, bildgebende Verfahren zur Steuerung minimalinvasiver Eingriffe zu nutzen, sei es bei Biopsien, Gefäßbehandlungen oder anderen Eingriffen.

- Zeitgenössische Herausforderungen und Zukunft
  - **Strahlenschutz**: Mit zunehmendem Verständnis der Risiken wird weiter daran geforscht, die Strahlendosis zu minimieren, ohne die Bildqualität zu beeinträchtigen.
  - **Künstliche Intelligenz und Radiologie**: Künstliche Intelligenz verspricht, die diagnostische Genauigkeit zu erhöhen, die Erkennung von Krankheiten zu verbessern und die Patientenversorgung zu personalisieren.
  - **Radiologisch gesteuerte Therapien**: Die Radiologie geht über die bloße Erkennung hinaus und spielt eine immer wichtigere Rolle bei bildgesteuerten Therapien zur direkten Behandlung von Krankheiten.

Die Radiologie ist ein Bereich, der die ständige Weiterentwicklung der Medizin verdeutlicht. Sie entstand aus einer zufälligen Entdeckung und hat sich zu einem komplexen Fachgebiet entwickelt, das medizinisches Fachwissen und technologische Innovationen zum Wohle von Patienten auf der ganzen Welt vereint.

Die verschiedenen Techniken der medizinischen Bildgebung

• Standard-Röntgenbild

Die Standard-Röntgenaufnahme, oft einfach als "Röntgen" bezeichnet, ist die älteste und am häufigsten verwendete Form der medizinischen Bildgebung. Sie verwendet Röntgenstrahlen, um zweidimensionale Bilder vom Inneren des Körpers zu erstellen und so Knochen und bestimmte Organe sichtbar zu machen. Lassen Sie uns im Einzelnen betrachten, was eine Standardröntgenaufnahme ist, wie sie funktioniert, wie sie angewendet wird und welche Vor- und Nachteile sie hat.

- Grundlegendes Prinzip
    - **Erzeugung von Röntgenstrahlen**: Röntgenstrahlen werden erzeugt, wenn ein elektrischer Strom durch eine Röntgenlampe fließt, wodurch Photonen mit hoher Energie emittiert werden.
    - **Differentielle Absorption**: Röntgenstrahlen durchdringen den Körper und werden je nach Dichte des Gewebes in unterschiedlicher Menge absorbiert. Da Knochen dichter sind, absorbieren sie mehr Röntgenstrahlen und erscheinen auf dem Röntgenbild weiß. Weniger dichtes Gewebe, wie Muskeln und Organe, erscheint dunkler.

- Häufige Anwendungen
    - **Knochenuntersuchung**: Erkennung von Knochenbrüchen, Infektionen, Tumoren oder angeborenen Anomalien.
    - **Thoraxuntersuchung**: Untersuchung der Lunge, des Herzens und anderer Strukturen des Brustkorbs auf Infektionen, Tumore oder Herzerkrankungen.
    - **Abdominale Untersuchung**: Visualisieren Sie bestimmte Organe wie Magen, Darm, Leber oder Blase.
    - **Zahnärztliche Kontrolle**: Beurteilung der Gesundheit von Zähnen und Zahnfleisch.

- Verfahren
    - **Positionierung**: Der Patient wird so positioniert, dass er den optimalen Winkel für die Untersuchung einnimmt. Dies kann

mehrere Aufnahmen aus verschiedenen Winkeln erfordern.

- **Strahlenschutz**: Bleischürzen können verwendet werden, um bestimmte Körperteile vor unnötiger Röntgenstrahlung zu schützen.

- Vorteile
  - **Schnelligkeit und Zugänglichkeit**: Röntgenaufnahmen sind in der Regel schnell, was sie in Notfällen besonders nützlich macht.
  - **Kosten**: Im Vergleich zu anderen bildgebenden Verfahren ist die Radiografie relativ kostengünstig.
  - **Einfache Anwendung**: Kann in vielen Umgebungen eingesetzt werden, z. B. in Krankenhäusern, Kliniken und Zahnarztpraxen.

- Nachteile und Bedenken
  - **Strahlenbelastung**: Die Strahlenbelastung ist zwar gering, aber sie ist vorhanden. Die Kliniker versuchen stets, das ALARA-Prinzip (As Low As Reasonably Achievable) zu befolgen, um die Strahlenbelastung zu minimieren.
  - **Bildbeschränkung**: Röntgenbilder sind 2D-Bilder, was die Sicht auf bestimmte Anomalien oder Krankheiten einschränken kann.

- Verwandte Technologien
  - **Digitale Radiographie**: Anstelle von herkömmlichen Filmen werden die Bilder elektronisch erfasst, was eine verbesserte Darstellung und Handhabung ermöglicht.
  - **Fluoroskopie**: Eine Form der Echtzeit-Röntgenaufnahme, die häufig zur Anleitung von medizinischen Verfahren verwendet wird.

Die Standardröntgenaufnahme ist nach wie vor ein Eckpfeiler der diagnostischen Medizin. Obwohl sie in Bezug auf die Medizintechnik schon alt ist, entwickelt sie sich weiter und spielt eine entscheidende Rolle bei der Behandlung von Patienten auf der ganzen Welt.

• Computertomographie (CT oder Scanner)

Die Computertomographie, auch als CT oder CT bekannt, ist ein bildgebendes Verfahren, bei dem mithilfe von Röntgenstrahlen detaillierte Querschnittsbilder des Körpers erstellt werden. Im Vergleich zur Standard-Röntgenaufnahme bietet sie eine wesentlich bessere Detailauflösung, sodass Ärzte das Innere des Körpers mit beispielloser Klarheit sehen können. Lassen Sie uns in die faszinierende Welt der Computertomographie eintauchen.

- Grundlegendes Prinzip
    - **Erfassen von Bildern**: Die Computertomographie verwendet einen rotierenden Röntgenstrahl, um Bilder aus verschiedenen Winkeln zu erhalten. Das Gerät kombiniert diese Bilder dann, um detaillierte Querschnitte des Körpers zu erstellen.
    - **3D-Bilder**: Durch das Stapeln von Querschnittsbildern kann ein dreidimensionales Bild des interessierenden Bereichs rekonstruiert werden.

- Das CT-Gerät
    - **Die Röntgenröhre und die Detektoren**: Sie drehen sich um den Patienten, um Bilder aus verschiedenen Winkeln aufzunehmen.
    - **Untersuchungstisch**: Der Patient liegt auf diesem Tisch, der sich langsam durch den Ring des Scanners bewegt.

- **Die Steuerkonsole**: Wird von Technologen verwendet, um den Scanner zu steuern und die Bilder zu betrachten.

- Häufige Anwendungen
  - **Beurteilung des Gehirns**: Lokalisierung von Tumoren, Blutungen oder vaskulären Anomalien.
  - **Thoraxuntersuchung**: Erkennung von Tumoren, Infektionen oder Lungenerkrankungen.
  - **Abdominal- und Beckenbodenstudie**: Beurteilung von Organen wie Leber, Nieren, Blase und Darm.
  - **Angio-Scanner**: Visualisierung von Blutgefäßen und Erkennung von Anomalien.
  - **Trauma Assessment**: Die genaue Lokalisierung von Verletzungen nach einem Unfall.

- Verfahren
  - **Vorbereitung des Patienten**: Je nach Untersuchung kann ein Kontrastmittel verabreicht werden, um die Visualisierung zu verbessern.
  - **Positionierung**: Der Patient muss während des Scans ruhig liegen, um scharfe Bilder zu erhalten.
  - **Dauer**: Die meisten CT-Scans werden schnell durchgeführt und sind oft innerhalb weniger Minuten abgeschlossen.

- Vorteile
  - **Anatomische Details**: Die Auflösung der Computertomographie ist wesentlich höher als die von Standardröntgenaufnahmen.

- **Flexibilität**: Sie kann zur Untersuchung einer Vielzahl von Körperstrukturen verwendet werden.
- **Angeleitete Verfahren**: CT-Scans können zur Steuerung von Biopsien oder anderen Eingriffen verwendet werden.

- Nachteile und Bedenken
  - **Strahlenbelastung**: Die Strahlendosis bei der Computertomografie ist in der Regel höher als bei Standardröntgenaufnahmen, weshalb eine klinische Begründung wichtig ist.
  - **Allergische Reaktionen**: In seltenen Fällen können Patienten auf das Kontrastmittel reagieren, das während des Scans verwendet wird.

- Technologische Entwicklungen
  - **Kegelstrahl-Computertomographie**: Wird hauptsächlich in der zahnmedizinischen Bildgebung verwendet, um 3D-Bilder zu erhalten.
  - **Mehrstreifenscanner**: Ermöglichen eine schnellere Bilderfassung mit einer höheren Auflösung.
  - **Anwendungen mit KI**: Künstliche Intelligenz wird zunehmend integriert, um die Erkennung von Krankheiten und die Genauigkeit von Bildern zu verbessern.

Die Computertomographie ist ein leistungsstarkes Instrument, das die diagnostische Medizin revolutioniert hat. Sie ist mittlerweile in vielen Bereichen, von der Neurologie bis zur Unfallchirurgie, von entscheidender Bedeutung und entwickelt sich dank des technologischen Fortschritts immer weiter.

• Magnetresonanztomographie (MRT)

Die Magnetresonanztomografie, gemeinhin als MRT bezeichnet, ist ein bildgebendes Verfahren in der Medizin, das starke Magnetfelder und Radiowellen nutzt, um detaillierte Bilder der inneren Strukturen des Körpers zu erzeugen. Sie zeichnet sich durch den Verzicht auf Röntgenstrahlen und die Fähigkeit zur feinen Differenzierung von Weichteilgewebe aus, was sie in vielen medizinischen Bereichen unentbehrlich macht.

- Grundlegendes Prinzip
    - **Magnetresonanztomographie** (MRT): Die MRT nutzt die Tatsache, dass die Wasserstoffkerne im menschlichen Körper (hauptsächlich im Wasser) reagieren, wenn sie in ein Magnetfeld gebracht werden. Wenn sie durch Radiowellen stimuliert werden, senden diese Kerne Signale aus, die erfasst und in Bilder umgewandelt werden.
    - **Gewebekontrast**: Die MRT ist hervorragend geeignet, um Weichgewebe wie das Gehirn, Muskeln, Sehnen und Bänder zu differenzieren.

- Das MRI-Gerät
    - **Der Magnet**: Erzeugt das starke Magnetfeld, das für die Untersuchung benötigt wird.
    - **Sende-/Empfangsspulen**: Senden Radiowellen aus und erfassen die zurückgesendeten Signale.
    - **Die** Untersuchungsliege: Der Patient liegt auf der Liege und bewegt sich durch den Tunnel des Geräts.
    - **Die Steuerkonsole**: Wird von Technologen verwendet, um das Gerät zu steuern und die Bilder zu betrachten.

- Häufige Anwendungen
  - **Neurologie**: Detaillierte Beurteilung des Gehirns und des Rückenmarks.
  - **Orthopädie**: Lehre von den Gelenken, Bändern und Sehnen.
  - **Kardiologie**: Darstellung des Herzens und der Blutgefäße.
  - **Onkologie**: Erkennung und Überwachung von Tumoren.
  - **Untersuchung der inneren Organe**: z. B. der Leber, der Nieren und der Beckenorgane.

- Verfahren
  - **Vorbereitung des Patienten**: Entfernung von Metallgegenständen, Überprüfung auf Metallimplantate oder -geräte.
  - **Positionierung**: Der Patient sollte während der Untersuchung ruhig liegen, um klare Bilder zu gewährleisten.
  - **Kontrast**: In einigen Fällen kann ein Kontrastmittel verwendet werden, um die Visualisierung zu verbessern.

- Vorteile
  - **Keine Röntgenstrahlen**: Die MRT benötigt keine ionisierende Strahlung, was sie für einige Patienten ideal macht.
  - **Genauigkeit von weichem Gewebe**: Unübertroffene Fähigkeit, das Weichgewebe des Körpers zu visualisieren und zu differenzieren.

- Nachteile und Bedenken
  - **Dauer**: MRT-Untersuchungen können länger dauern als andere bildgebende Verfahren.
  - **Klaustrophobie**: Der enge Tunnel des MRT kann für manche Patienten unangenehm sein.

- **Metallbedingte Einschränkungen**: Metallische Gegenstände oder Implantate können eine Kontraindikation darstellen oder besondere Vorsichtsmaßnahmen erfordern.

- Technologische Entwicklungen
  - **Funktionelle Magnetresonanztomographie (fMRT)**: Ermöglicht die Beobachtung der Gehirnaktivität durch Messung von Veränderungen des Blutflusses.
  - **MRT mit offenem Feld**: Für weniger Klaustrophobie konzipiert.
  - **Fortgeschrittene Bildgebungstechniken**: Diffusion, Perfusion und Spektroskopie für spezielle Studien.

Die MRT stellt einen großen Fortschritt in der Welt der medizinischen Bildgebung dar und bietet Ärzten wertvolle Werkzeuge zur Diagnose und Behandlung einer Vielzahl von Erkrankungen. Ihre technische Komplexität wird durch ihre Fähigkeit ausgeglichen, Bilder von außergewöhnlicher Klarheit und Präzision zu liefern, was diese Modalität in der modernen Medizin unverzichtbar macht.

• Ultraschall

Die Ultraschalluntersuchung, oft auch als Sonografie bezeichnet, ist ein bildgebendes Verfahren in der Medizin, bei dem hochfrequente Schallwellen verwendet werden, um Bilder von den inneren Strukturen des Körpers zu erzeugen. Sie wird üblicherweise zur Darstellung von Föten während der Schwangerschaft eingesetzt, ihre Anwendungsbereiche gehen jedoch weit über die Geburtshilfe hinaus.

- Grundlegendes Prinzip
  - **Schallwellenübertragung**: Eine Sonde, der sogenannte Transducer, sendet Schallwellen aus, die in den Körper eindringen. Diese Wellen werden von den inneren Strukturen des Körpers reflektiert.
  - **Echo und Bild**: Reflektierte Wellen (Echos) werden vom Wandler aufgefangen und in ein elektronisches Bild umgewandelt.

- Das Ultraschallgerät
  - **Der Schallkopf**: Er wird in direkten Kontakt mit der Haut des Patienten gebracht, oft mithilfe eines Gels, um die Übertragung der Wellen zu erleichtern.
  - **Die Konsole**: Hier werden die Bilder angezeigt und der Technologe kann verschiedene Parameter anpassen, um das Bild zu optimieren.
  - **Der Monitor**: Bildschirm, auf dem die Ultraschallbilder in Echtzeit angezeigt werden.

- Häufige Anwendungen
  - **Geburtshilfe**: Überwachung der Schwangerschaft und Visualisierung des Fötus.
  - **Kardiologie**: Echokardiografie zur Darstellung des Herzens, seiner Klappen und des Blutflusses.
  - **Unterleibsorgane**: Leber, Nieren, Gallenblase usw.
  - **Beckenorgane**: Gebärmutter, Eierstöcke, Prostata.
  - **Untersuchung der Gefäße**: Doppler zur Beurteilung des Blutflusses.

- Verfahren
  - **Vorbereitung des Patienten**: Je nach Untersuchungsgebiet können spezifische Anweisungen gegeben werden, wie z. B. eine volle Blase.
  - **Anwendung des Gels**: Ein   **Gel** wird auf den zu untersuchenden Bereich aufgetragen, um eine gute Leitung der Schallwellen zu gewährleisten.
  - **Scannen mit dem Transducer**: Der Technologe bewegt den Transducer über den interessierenden Bereich, um Bilder zu erhalten.

- Vorteile
  - **Nicht invasiv**: Ultraschall ist ein sanftes Verfahren, das in der Regel keine Nadeln, Dyes oder Strahlung erfordert.
  - **Sicherheit**: Es gilt als sicher und wird häufig während der Schwangerschaft verwendet.
  - **Echtzeit**: Der Ultraschall bietet eine Echtzeitdarstellung, die sich ideal für die Darstellung von sich bewegenden Strukturen wie dem Herzen eignet.

- Einschränkungen
  - **Interferenzen mit Luft und Knochen**: Schallwellen dringen nicht gut durch Luft oder Knochen, was die Darstellung bestimmter Strukturen einschränken kann.
  - **Bildqualität**: Die Bilder können durch Faktoren wie Fettleibigkeit oder Darmgase beeinträchtigt werden.

- Technologische   Entwicklungen
  - **3D- und 4D-Ultraschall**: Ermöglicht die Darstellung von Strukturen in drei Dimensionen und in "4D" (3D in Bewegung).
  - **Elastographie**: Beurteilt die Steifheit des Gewebes, z. B. zur Beurteilung des Fibrosegrades der Leber.
  - **Kontrastverstärkung**: Die Verwendung von speziellen Kontrastmitteln, um die Bildqualität in bestimmten Situationen zu verbessern.

Die Ultraschalldiagnostik ist eine vielseitige Bildgebungsmodalität mit einem breiten Spektrum an medizinischen Anwendungen. Sie ist aufgrund ihrer Fähigkeit, Echtzeitbilder zu liefern, ohne den Patienten einer Strahlenbelastung auszusetzen, von unschätzbarem Wert. Da sie nicht invasiv und relativ einfach ist, ist sie für viele Angehörige der Gesundheitsberufe ein wichtiges Hilfsmittel.

• Interventionelle Bildgebung und andere Modalitäten

Die interventionelle Bildgebung umfasst bildgebende Verfahren, die nicht nur das Innere des Körpers sichtbar machen, sondern auch zur Behandlung von Krankheiten oder zur Durchführung von Biopsien eingesetzt werden können. Sie stellt eine Brücke zwischen der diagnostischen und der therapeutischen Medizin dar. Neben der interventionellen Bildgebung gibt es noch andere, weniger verbreitete, aber ebenso wichtige Bildgebungsmodalitäten.

- Prinzip der interventionellen Bildgebung
  - **Bildgestützte Führung**: Verwendung von Echtzeitbildern zur Führung von medizinischen Instrumenten im Körperinneren. Die verwendeten bildgebenden Verfahren

umfassen häufig Röntgenstrahlen, Ultraschall und MRT.

- **Minimalinvasive Verfahren**: Im Gegensatz zur offenen Chirurgie sind bei der interventionellen Bildgebung oft nur kleine Schnitte oder perkutane Zugänge erforderlich.

- Arten von Interventionen
  - **Angioplastie und Einsetzen eines Stents**: Um blockierte Arterien zu öffnen.
  - **Embolisation**: Blockierung eines Blutgefäßes, um Blutungen zu verhindern oder einen Tumor zu behandeln.
  - **Radiofrequenzablation**: Zerstörung von Tumoren durch Hitze.
  - **Biopsie**: Entnahme von Gewebeproben zur Analyse.
  - **Drainagen**: Entfernung von Flüssigkeiten oder Abszessen

- Ausstattung und Technologien
  - **Spezielle   Röntgentische**: Diese **Tische sind so** konzipiert, dass sie verschiedene Instrumente tragen und eine dynamische Bildgebung ermöglichen.
  - **Katheter, Nadeln und Führungsdrähte**: Instrumente, die verwendet werden, um durch den Körper zu navigieren.
  - **Kontrastmittel**: Um die Sichtbarkeit von Blutgefäßen und Organen zu verbessern.

- Vorteile der interventionellen Bildgebung
  - **Weniger invasiv**: Reduziert das Infektionsrisiko und die Genesungszeit.
  - **Alternative zur** Operation: Bietet Behandlungsmöglichkeiten für Patienten, die

keine guten Kandidaten für eine Operation sind.

- **Wirksamkeit**: Viele dieser Verfahren haben vergleichbare oder sogar bessere Erfolgsquoten als herkömmliche Operationstechniken.

- Andere Bildgebungsmodalitäten
  - **Positronen-Emissions-Tomographie (PET)**: Verwendet radioaktive Isotope, um Bereiche mit hoher Stoffwechselaktivität aufzuspüren, die häufig mit Tumoren in Verbindung gebracht werden.
  - **Mammographie**: Spezifische Bildgebung der Brust zur Früherkennung von Brustkrebs.
  - Knochendichtemessung: Misst die Knochenmineraldichte, um das Risiko einer Osteoporose zu bewerten.
  - **Fluoroskopische Radiografie**: Liefert Echtzeitbilder des Körperinneren und wird häufig zur Darstellung des Verdauungssystems verwendet.

- Entwicklungen und Zukunft der interventionellen Bildgebung
  - **Robotische Interventionen**: Einsatz von Robotik für mehr Präzision.
  - **Gezielte Therapien**: Direkte Verabreichung von Medikamenten oder Behandlungen an einen bestimmten Bereich, um die Nebenwirkungen zu minimieren.
  - **Fusion Imaging**: Kombination verschiedener Modalitäten, um vollständige und genaue Bilder zu erhalten.

Die interventionelle Bildgebung und andere Bildgebungsmodalitäten spielen in der heutigen Medizin eine entscheidende Rolle. Sie bieten innovative Möglichkeiten zur Diagnose, Behandlung und Betreuung verschiedener Erkrankungen, wodurch die Notwendigkeit invasiverer Eingriffe häufig verringert und die Lebensqualität der Patienten erhöht wird.

Kapitel 2

DER ALLTAG DES PFLEGEHELFERS IN RADIOLOGIE

Die Ankunft des Patienten: Vorbereitung und Begrüßung

Der Empfang des Patienten in einer Radiologieabteilung ist einer der entscheidenden Schritte im diagnostischen Prozess. Sie ist oft der erste direkte Kontakt des Patienten mit der Abteilung, und ihre Qualität kann die Gesamtwahrnehmung der erhaltenen Behandlung beeinflussen. Eine angemessene Vorbereitung und ein freundlicher Empfang sind daher von entscheidender Bedeutung, damit sich der Patient wohlfühlt und die Untersuchungen reibungslos ablaufen.

- Die Terminvereinbarung
  - **Vorabinformation**: Erklären Sie dem Patienten kurz das Verfahren, erwähnen Sie eventuelle Vorbereitungen (Fasten, Einnahme von Medikamenten usw.).
  - **Datenerhebung**: Vorerkrankungen, Allergien, mögliche Schwangerschaft bei Frauen etc.

- Der Empfang bei der Ankunft
  - **Empfang und Identifizierung**: Überprüfen Sie die Identität des Patienten, bestätigen Sie den Termin und die Untersuchung, die durchgeführt werden soll.
  - **Beruhigende Atmosphäre**: Stellen Sie sicher, dass der Empfangsbereich sauber, organisiert und beruhigend für die Patienten ist.

- Die Vorbereitung des Patienten
  - **Garderobe**: Geben Sie klare Anweisungen, wie die Kleidung bei Bedarf zu wechseln ist und wo die persönlichen Gegenstände aufzubewahren sind.
  - **Gesundheitsfragebogen**: Füllen Sie ein detailliertes Formular über Ihre

Krankengeschichte, aktuelle Medikamente, Allergien usw. aus.

- **Erklärung des Verfahrens**: Informieren Sie den Patienten darüber, was ihn bei der Untersuchung erwartet, wie lange sie dauern wird und welche Empfindungen er haben könnte.

- Warten und Komfort
  - **Wartebereich**: Bieten Sie einen gemütlichen Raum mit Zeitschriften oder Ablenkungen für wartende Patienten an.
  - **Kommunikation**: Informieren Sie den Patienten regelmäßig über die verbleibende Wartezeit oder unerwartete Verzögerungen.

- Informierte Zustimmung
  - **Informationen über die Prüfung**: Erklären Sie die Vorteile, die potenziellen Risiken und die Alternativen.
  - **Unterzeichnung der Einverständniserklärung**: Vergewissern Sie sich, dass der Patient alle Informationen verstanden hat, und holen Sie seine Unterschrift ein.

- Begleitung zum Prüfungsraum
  - **Führung**: Ein Mitarbeiter sollte den Patienten immer in den Untersuchungsraum begleiten.
  - **Teamvorstellung**: Stellen Sie den Patienten kurz dem Radiologen oder Technologen vor, der die Untersuchung durchführen wird.

- Die Nach-Prüfung
  - **Anweisungen nach der Untersuchung**: Informieren Sie den Patienten über alle

möglichen Nebenwirkungen und Vorsichtsmaßnahmen.
- **Feedback**: Dem Patienten die Möglichkeit geben, Fragen zu stellen oder seine Bedenken mitzuteilen.

Der Empfang und die Vorbereitung des Patienten sind mehr als nur ein Verwaltungsverfahren. Sie spielen eine grundlegende Rolle für die Vertrauensbildung des Patienten, die Effizienz der Untersuchung und letztlich für die Qualität der geleisteten Pflege. Ein gut informierter Patient, der sich wohlfühlt, ist eher bereit, voll und ganz zu kooperieren, was die Arbeit des Radiologieteams erleichtert und die Genauigkeit der Ergebnisse optimiert.

Sicherheit und Schutz gegen Strahlung

• Grundprinzipien des Strahlenschutzes

Der Strahlenschutz oder Schutz vor Strahlung ist ein wesentlicher Bestandteil der Praxis in der Radiologie und der medizinischen Bildgebung. Er zielt darauf ab, sowohl Patienten als auch medizinisches Personal vor den potenziell schädlichen Auswirkungen ionisierender Strahlung zu schützen. Mehrere Schlüsselprinzipien leiten diesen Schutz und sorgen dafür, dass die Strahlenbelastung so gering wie vernünftigerweise möglich gehalten wird, während gleichzeitig qualitativ hochwertige diagnostische Bilder geliefert werden.

- Begründung
    - **Risiko-Nutzen-Bewertung**: Jede Untersuchung, bei der Strahlung eingesetzt wird, muss gerechtfertigt sein, indem der potenzielle Nutzen für den Patienten gegen die Risiken der Exposition abgewogen wird.

- **Alternativen**: Ziehen Sie alternative, strahlungsfreie Bildgebungsmodalitäten (wie MRT oder Ultraschall) in Betracht, wenn sie vergleichbare diagnostische Informationen liefern können.

- Optimierung
  - **Angepasste Einstellungen**: Passen Sie die Geräteeinstellungen an die Art der Untersuchung und die Morphologie des Patienten an, um die Exposition zu minimieren.
  - **Aktualisierung der Ausrüstung**: Verwenden Sie moderne und gut gewartete Maschinen mit Funktionen zur Dosisreduzierung.
  - **Fortbildung**: Stellen Sie sicher, dass das Personal regelmäßig in den besten Praktiken und neuesten Entwicklungen im Bereich des Strahlenschutzes geschult wird.

- Begrenzung
  - **Expositionsgrenzwerte**: Legen Sie klare Expositionsgrenzwerte für medizinisches Personal fest, um deren langfristige Sicherheit zu gewährleisten.
  - **Persönliche Überwachung**: Verwendung von Dosimetern zur Überwachung der persönlichen Exposition im Laufe der Zeit.

- Persönlicher Schutz
  - **Verplombte Kleidung**: Verwenden Sie verplombte Schürzen, Brillen und Handschuhe zum Schutz vor Strahlung bei Eingriffen oder Untersuchungen.
  - **Schutzschirme**: Installieren Sie Schirme oder plombierte Wände, um das Personal während der Verfahren zu schützen.

- Information und Kommunikation
  - **Patienteninformation**: Erklären Sie die Risiken und Vorteile klar und beantworten Sie die Fragen der Patienten zur Exposition.
  - **Standardisierte Protokolle**: Führen Sie klare Protokolle für jede Art von Untersuchung ein, um einen einheitlichen und sicheren Ansatz zu gewährleisten.

- Verwaltung von Vorfällen
  - **Notfallprotokolle**: Es müssen Pläne vorhanden sein, um auf Situationen zu reagieren, in denen es zu einer versehentlichen Überexposition kommen kann.
  - **Analyse und Feedback**: Regelmäßige Überprüfung von Vorfällen, um Praktiken zu verbessern und Wiederholungen zu vermeiden.

- Bewertung und Überwachung
  - **Regelmäßige Audits**: Regelmäßige Überprüfung der Ausrüstung und der Verfahren, um sicherzustellen, dass sie den Sicherheitsstandards entsprechen.
  - **Forschung und Entwicklung**: Verfolgen Sie die neuesten Forschungsergebnisse zum Strahlenschutz und passen Sie Ihre Praktiken entsprechend an.

Der Strahlenschutz ist ein lebenswichtiger Aspekt der modernen Radiologie. Während wir die unglaublichen diagnostischen und therapeutischen Vorteile anerkennen, die die medizinische Bildgebung bietet, ist es von entscheidender Bedeutung, sich dafür einzusetzen, alle Beteiligten vor dem Risiko einer unnötigen oder übermäßigen Strahlenbelastung zu schützen.

• Schutzmaßnahmen für das Personal

Das Personal, das in Abteilungen für medizinische Bildgebung arbeitet, ist potenziell täglich ionisierender Strahlung ausgesetzt. Um die mit dieser Exposition verbundenen Risiken zu minimieren, ist es von entscheidender Bedeutung, geeignete Schutzmaßnahmen zu implementieren. Diese Maßnahmen sind so konzipiert, dass sie die Sicherheit des Personals gewährleisten und es ihm gleichzeitig ermöglichen, eine qualitativ hochwertige Patientenversorgung zu leisten.

- Persönliche Schutzausrüstungen (PSA)
    - **Bleischürzen**: Diese dicken, schweren Kleidungsstücke schützen den Körper vor Strahlenbelastung.
    - **Bleihandschuhe**: Sie schützen die Hände, die bei bestimmten Verfahren besonders nah an der Strahlenquelle sein können.
    - **Bleisichtbrille**: Diese Spezialbrille schützt die Augen, die empfindlich auf Strahlung reagieren.
    - **Schilddrüsenmaske**: Eine Bleiabschirmung zum Schutz der Schilddrüse.

- Verwendung von Dosimetern
    - **Konstante Überwachung**: Tragbare Dosimeter zeichnen die Menge an Strahlung auf, der eine Person ausgesetzt ist.
    - **Regelmäßige Analysen**: Die Messwerte der Dosimeter werden regelmäßig überprüft, um sicherzustellen, dass die Exposition innerhalb sicherer Grenzen bleibt.

- Schutzschirme und -kabinen
    - **Verplombte Wände**: Diese Barrieren schützen das Personal vor Strahlung, wenn sie nicht direkt an einem Verfahren beteiligt sind.

- **Geschützte Kabinen:** Technologen können die Maschinen von einer strahlungssicheren Kabine aus bedienen, die sie vor jeglicher Strahlung schützt.
- Distanzierung
  - **Abstandsprinzip:** Je weiter man von einer Strahlungsquelle entfernt ist, desto geringer ist die Strahlenbelastung. Das Personal wird darin geschult, sich so weit wie möglich von der Quelle entfernt zu halten, wenn dies praktikabel ist.
  - **Verwendung von Werkzeugen mit langem Griff:** Um bei der Arbeit in der Nähe von Strahlungsquellen einen Abstand einzuhalten.

- Bildung und Ausbildung
  - **Regelmäßige Sitzungen:** Das Personal wird kontinuierlich in den besten Praktiken des Strahlenschutzes geschult.
  - **Updates:** Informieren Sie sich über die neuesten Forschungsergebnisse und Empfehlungen im Bereich des Strahlenschutzes.

- Protokolle und Verfahren
  - **Untersuchungsoptimierung:** Untersuchungen so durchführen, dass eine möglichst geringe Strahlendosis verwendet wird und gleichzeitig qualitativ hochwertige Bilder entstehen.
  - **Checklisten:** Mithilfe von Checklisten wird sichergestellt, dass alle Schritte zum Schutz befolgt werden.

- Wartung von Ausrüstungen
  - **Regelmäßige Inspektionen:** Stellen Sie sicher, dass die Ausrüstung in gutem

Betriebszustand ist und keine zusätzlichen Risiken birgt.

- **Upgrades**: Ersetzen Sie ältere Geräte durch modernere und sicherere Versionen.

- Schwangerschaftsmanagement
  - **Meldung und Überwachung**: Schwangere Mitarbeiterinnen müssen ihre Schwangerschaft melden, damit zusätzliche Maßnahmen zum Schutz des Fötus ergriffen werden können.
  - **Zuweisung zu anderen Aufgaben**: Wenn möglich, sollten schwangere Mitarbeiter vorübergehend an Arbeitsplätzen mit geringerer oder keiner Exposition eingesetzt werden.

Der Schutz des Personals ist eine Priorität in jeder Abteilung für medizinische Bildgebung. Durch eine Kombination aus Schutzausrüstung, strengen Protokollen, kontinuierlicher Schulung und regelmäßiger Überwachung kann eine sichere Arbeitsumgebung gewährleistet werden, während gleichzeitig eine qualitativ hochwertige Patientenversorgung angeboten wird.

• Schutz von Patienten

Die Patientensicherheit ist der Eckpfeiler jeder medizinischen Dienstleistung, und die Radiologie bildet hier keine Ausnahme. Bei der Durchführung von bildgebenden Verfahren ist es zwingend erforderlich, die Patienten vor den potenziellen Risiken zu schützen, die mit ionisierender Strahlung verbunden sind. Dies wird folgendermaßen realisiert:

- Rechtfertigung der Prüfung
  - **Risiko-Nutzen-Bewertung**: Vor jeder radiologischen Untersuchung muss

43

sichergestellt werden, dass der potenzielle Nutzen die Risiken der Strahlenexposition überwiegt.

- **Konsultation**: Die behandelnden Ärzte entscheiden in Zusammenarbeit mit den Radiologen, welche Untersuchung für den jeweiligen Patienten am besten geeignet ist.

- Optimierung der Exposition
  - **Individuelle Parameter**: Die Geräte werden anhand der Morphologie des Patienten, des zu bebildernden Bereichs und des klinischen Ziels kalibriert, um die Dosis zu minimieren und gleichzeitig die Bildqualität zu gewährleisten.
  - **Standardisierte Protokolle**: Die Verwendung von Protokollen, die für gängige Untersuchungen erstellt wurden, gewährleistet eine minimale und einheitliche Dosis.

- Persönliche Schutzausrüstung für Patienten
  - **Schutzkissen und -schirme**: Diese oft plombierten Vorrichtungen werden auf oder um den Patienten herum platziert, um die Organe zu schützen, die nicht freigelegt werden müssen.
  - **Bleischürzen für Patienten**: In einigen Fällen kann ein Patient eine Bleischürze tragen, um bestimmte Körperteile während der Untersuchung zu schützen.

- Information und Zustimmung
  - **Vorbesprechung**: Vor der Untersuchung wird der Patient über die mit dem Verfahren verbundenen Risiken und Vorteile aufgeklärt.
  - **Aufgeklärte Einwilligung**: In bestimmten Situationen wird eine schriftliche Einwilligung

eingeholt, um sicherzustellen, dass der Patient die Risiken versteht und akzeptiert.

- Alternativen ohne Strahlung
  - **Untersuchung anderer Optionen**: Wenn möglich, werden strahlungsfreie bildgebende Verfahren wie Ultraschall oder MRT als Alternative zu Röntgen oder CT in Betracht gezogen.
  -
- Betreuung nach dem Examen
  - **Überwachung**: In den seltenen Fällen, in denen eine Nebenwirkung auftritt, wird der Patient überwacht und entsprechend versorgt.
  - **Expositionsregister**: Einige Einrichtungen führen für jeden Patienten eine Historie der Strahlenexposition, sodass die kumulative Exposition im Laufe der Zeit überwacht werden kann.

- Ausbildung des Personals
  - **Positionierungstechniken**: Das Personal wird darin geschult, die Patienten richtig zu positionieren, um unnötige Aufnahmen zu vermeiden und die Belichtung zu minimieren.
  - **Auf den neuesten Stand gebracht**: Das Personal wird regelmäßig in neuen Techniken und Technologien geschult, um die Sicherheit der Patienten zu gewährleisten.

- Aufrechterhaltung und Aktualisierung der Ausrüstung
  - **Inspektionen**: Die Geräte werden regelmäßig inspiziert, um sicherzustellen, dass sie ordnungsgemäß und sicher funktionieren.

- **Investition**: Die Einrichtungen investieren in moderne Technologien, die oft bessere Bilder bei niedrigeren Dosen liefern.

Der Schutz der Patienten ist eine ethische und professionelle Verpflichtung. Nur durch die Kombination von medizinischem Fachwissen, modernster Technologie, ständiger Weiterbildung und transparenter Kommunikation kann gewährleistet werden, dass jede Untersuchung sowohl sicher als auch wirksam ist.

Effektive Kommunikation mit dem medizinischen Team

Kommunikation ist ein wesentliches Element im medizinischen Bereich, insbesondere in der bildgebenden Diagnostik, wo viele verschiedene Fachrichtungen zusammenwirken. Eine effektive Kommunikation gewährleistet eine optimale Patientenversorgung, ein besseres Verständnis der klinischen Bedürfnisse sowie relevante und genaue Untersuchungsergebnisse. Hier sind die wichtigsten Aspekte einer effektiven Kommunikation mit dem medizinischen Team :

- Klärung von Prüfungsanfragen
  - **Präzise Formulierung**: Stellen Sie sicher, dass der Untersuchungsauftrag die Art der gewünschten Untersuchung, den klinischen Grund und alle relevanten Informationen über den Patienten eindeutig enthält.
  - **Besprechung mit dem Arzt**: In unklaren Fällen sollten Sie sich mit dem behandelnden Arzt in Verbindung setzen, um die Anfrage zu klären und sicherzustellen, dass die Untersuchung angemessen ist.

- Schnelles Feedback
  - **Notfälle**: In dringenden Situationen sollten die vorläufigen Ergebnisse schnell an die Kliniker weitergeleitet werden, damit diese sofort eine Entscheidung treffen können.
  - **Kommunikationsplattformen**: Verwenden Sie elektronische Kommunikationssysteme wie PACS (Picture Archiving and Communication Systems), um Bilder und Berichte auszutauschen.

- Multidisziplinäre Treffen
  - **Tumorboards**: Bei diesen Treffen kommen Fachleute aus verschiedenen Bereichen zusammen, um komplexe Krebsfälle zu besprechen.
  - **Fallstudien**: Präsentieren und diskutieren Sie interessante oder ungewöhnliche Fälle mit dem Team, um das kollektive Wissen zu erweitern.

- Interdisziplinäre Weiterbildung
  - **Workshops**: Organisieren Sie gemeinsame Fortbildungsveranstaltungen mit anderen Fachbereichen, um das gegenseitige Verständnis der Rollen und Bedürfnisse zu verbessern.
  - **Teilnahme an Konferenzen**: Ermutigen Sie das Team, an medizinischen Konferenzen teilzunehmen, um über die neuesten Entwicklungen auf dem Laufenden zu bleiben und sich mit anderen Fachleuten zu vernetzen.

- Konstruktive Rückgaben
  - **Austausch über Techniken**: Diskutieren Sie mit dem Team über bewährte Praktiken und Techniken, um qualitativ hochwertige Bilder zu erhalten.

- **Feedback zu Berichten**: Kliniker sollen ermutigt werden, Feedback zu radiologischen Berichten zu geben, um die Relevanz und Klarheit der Informationen zu verbessern.

- Ethik und Vertraulichkeit
  - **Datenschutz**: Sicherstellen, dass alle Mitteilungen über Patienten den Datenschutzgesetzen entsprechen.
  - **Sensible** Gespräche: Gehen Sie taktvoll und professionell mit Gesprächen über Prüfungsergebnisse um, insbesondere wenn die Nachrichten schwierig sind.

- Umgang mit Meinungsdisparitäten
  - **Offene Diskussion**: Wenn ein Mitglied des medizinischen Teams mit einem Ergebnis oder einer Interpretation nicht einverstanden ist, ist es wichtig, einen respektvollen Dialog zu eröffnen, um die verschiedenen Perspektiven zu verstehen.
  - **Expertenberatung**: In komplexen Fällen kann eine zweite Meinung eingeholt oder ein Spezialist konsultiert werden, um die Situation zu klären.

Letztendlich ist eine effektive Kommunikation mit dem medizinischen Team der Schlüssel zur Bereitstellung einer hochwertigen Patientenversorgung. Sie fördert eine bessere Zusammenarbeit, stärkt das gegenseitige Vertrauen und stellt sicher, dass alle beteiligten Berufsgruppen über die notwendigen Informationen verfügen, um die besten Entscheidungen für den Patienten zu treffen.

Verstehen und vorausschauend handeln die Bedürfnisse des Radiologen

Die Rolle der Pflegekraft in der medizinischen Bildgebung ist entscheidend für den reibungslosen Ablauf der Abteilung. Ein wichtiger Teil dieser Rolle besteht darin, die Bedürfnisse des Radiologen zu verstehen und zu antizipieren. Dies führt zu einer effizienteren Diagnose, kürzeren Wartezeiten für die Patienten und einer insgesamt besseren Betreuung. Lassen Sie uns einen Blick auf die Schlüsselelemente werfen, um effektiv auf die Bedürfnisse des Radiologen einzugehen.

- Beherrschung der bildgebenden Verfahren
  - **Standardprotokolle**: Kennen Sie die Standardverfahren für jede Art von Untersuchung, um den Patienten richtig vorzubereiten.
  - **Prüfungsspezifika**: Wissen, wie sich die verschiedenen Prüfungen hinsichtlich der Vorbereitung, der Positionierung und der Dauer unterscheiden.

- Angemessene Vorbereitung des Patienten
  - **Klinische Geschichte**: Sammeln Sie wichtige Informationen über den Gesundheitszustand des Patienten, die die Interpretation der Bilder beeinflussen können.
  - **Körperliche Vorbereitung**: Stellen Sie sicher, dass der Patient richtig und bequem positioniert ist, um Artefakte zu vermeiden und klare Bilder zu erhalten.

- Verwaltung von Notfällen
  - **Priorisierung**: Rasche Identifizierung von Fällen, die sofortiger Aufmerksamkeit bedürfen,

damit der Radiologe sie vorrangig behandeln kann.

- **Kommunikation**: Informieren Sie den Radiologen über alle relevanten klinischen Informationen, die die Dringlichkeit der Diagnose beeinflussen könnten.

- Organisation und Klassifizierung von Bildern
  - **Archivierungssysteme**: Stellen Sie sicher, dass alle Bilder ordnungsgemäß in Systemen wie PACS archiviert werden, zusammen mit den relevanten Details, um die Konsultation durch den Radiologen zu erleichtern.
  - **Annotationen**: Fügen Sie den Bildern bei Bedarf Notizen oder Markierungen hinzu, um die Aufmerksamkeit auf interessante Bereiche zu lenken.

- Effektive Kommunikation
  - **Informationsweitergabe**: Stellen Sie dem Radiologen umgehend alle zusätzlichen Informationen zur Verfügung, die Sie während der Untersuchung erhalten haben, oder Kommentare des Patienten, die für die Interpretation relevant sein könnten.
  - **Feedback**: Bitten Sie um Feedback zur Bildqualität und passen Sie sich entsprechend an, um den Bedürfnissen des Radiologen bei zukünftigen Untersuchungen gerecht zu werden.

- Ständige Aktualisierung der Fähigkeiten
  - **Fortbildung**: Regelmäßige Teilnahme an Fortbildungen, um über die neuesten Techniken und Technologien im Bereich der medizinischen Bildgebung auf dem Laufenden zu bleiben.

- **Austausch mit dem Radiologen**: Führen Sie Gespräche mit dem Radiologen, um seine Bedürfnisse und Erwartungen besser zu verstehen.

- Optimierte Arbeitsumgebung
    - **Arbeitsbereich**: Sorgen Sie dafür, dass der Arbeitsbereich des Radiologen organisiert, sauber und frei von Ablenkungen ist.
    - **Hardware**: Stellen Sie sicher, dass alle benötigten Geräte wie Bildschirme, Anmerkungswerkzeuge oder Diktiersysteme ordnungsgemäß funktionieren.

- Antizipation von Bedürfnissen
    - **Kenntnis der** Arbeitszeiten: Wissen, wann der Radiologe viel zu tun hat oder geplante Konsultationen hat, um den Patientenfluss besser zu steuern.
    - **Vorbereitung der Akten**: Sammeln Sie im Voraus alle Akten, frühere Bilder oder andere Dokumente, die für die geplanten Fälle relevant sind.

Wenn sich die Pflegekraft auf diese Elemente konzentriert, kann sie die Arbeit des Radiologen erheblich erleichtern, die Effizienz des Dienstes steigern und sicherstellen, dass die Patienten die bestmögliche Versorgung erhalten. Eine enge Zusammenarbeit und offene Kommunikation zwischen der Pflegekraft und dem Radiologen ist für das Erreichen dieser Ziele von entscheidender Bedeutung.

Kapitel 3

TECHNIKEN UND SPEZIFISCHE KOMPETENZEN

Positionierung des Patienten für verschiedene Verfahren

Die richtige Positionierung des Patienten bei bildgebenden Verfahren ist entscheidend, um genaue Bilder zu erhalten und die Sicherheit und den Komfort des Patienten zu gewährleisten. Fehler bei der Positionierung können zu Artefakten, nicht diagnostischen Bildern oder unnötiger Strahlung führen. Hier ein Überblick über die Positionierung für einige der häufigsten Bildgebungsverfahren :

- Röntgenaufnahme des Thorax
    - **Stehende Position**: Der Patient **steht mit dem** Gesicht zur Sensorplatte, die Arme liegen seitlich, die Schultern sind entspannt und das Kinn ist hochgezogen.
    - **Seitenlage**: Der Patient steht seitlich, die Arme sind erhoben und die Hände sind über dem Kopf zusammengefasst.
- Abdominale Röntgenaufnahme
    - **Supine Position (Rückenlage)**: Der Patient liegt auf dem Rücken, die Arme sind seitlich ausgestreckt.
    - **Seitliche Position (Profil)**: Der Patient liegt auf der Seite, die Knie sind leicht gebeugt.
- Röntgenaufnahme der Wirbelsäule
    - **Anterior-posterior-Position (AP)**: Der Patient steht mit dem Gesicht zur Sensorplatte, die Arme sind angehoben.
    - **Seitenlage**: Der Patient liegt seitlich, die Arme sind hoch und die Beine sind leicht gebeugt.
- Röntgenaufnahme des Schädels
    - **Seitliche Position**: Der Kopf des Patienten wird zur Seite gedreht, das Ohr wird gegen die Platte gedrückt.

- **AP-Position**: Der Patient steht mit dem Gesicht zur Platte, der Mund ist geschlossen und die Frankfurter Ebene verläuft parallel zur Platte.
- Mammografie
  - **Cranio-kaudale Ansicht (CC)**: Die Frau steht mit dem Gesicht zur Maschine, die Brust wird auf die Platte gelegt und sanft zusammengedrückt.
  - **Mediolaterale Schrägansicht (MLS)**: Die Frau wird seitlich positioniert, die Brust wird auf die Platte gelegt und zusammengedrückt.
- Computertomographie (CT)
  - Die Positionierung hängt von der zu untersuchenden Region ab. In der Regel liegt der Patient auf dem Rücken, die Arme sind entweder über dem Kopf ausgestreckt oder liegen seitlich auf, je nachdem, welche Körperregion untersucht wird.
- Magnetresonanztomographie (MRT)
  - Wie bei der Computertomographie hängt die Positionierung von der zu untersuchenden Region ab. Häufig werden die Patienten gebeten, die Arme über der Brust zu verschränken oder sie neben dem Körper liegen zu lassen. Kissen oder Stützen können verwendet werden, um den Patienten zu stabilisieren und zu bestärken.
- Ultraschall
  - Die Positionierung variiert je nach dem zu untersuchenden Organ. Bei einer Ultraschalluntersuchung des Beckens könnte der Patient beispielsweise in Rückenlage sein, mit gebeugten Knien und Füßen in Steigbügeln. Für eine Ultraschalluntersuchung des Abdomens würde sich der Patient in Rückenlage befinden, wobei der Bauch frei liegt.

Es ist zu beachten, dass die genaue Positionierung je nach Ausrüstung, klinischer Indikation und Vorlieben des Radiologen variieren kann. Die Pflegekraft sollte stets darauf achten, dass sich der Patient während des gesamten Verfahrens wohlfühlt, sicher und gut informiert ist. Eine klare Kommunikation ist entscheidend, um den Patienten zu beruhigen und seine Kooperation zu erreichen.

Bei der Verwaltung helfen von Kontrastmitteln

Durch die Verwendung von Kontrastmitteln in der medizinischen Bildgebung können bestimmte Strukturen oder Bereiche des Körpers besser sichtbar gemacht werden. Diese Mittel werden häufig benötigt, um klare diagnostische Bilder in Modalitäten wie Computertomographie (CT), Magnetresonanztomographie (MRT) oder Röntgenaufnahmen zu erhalten. Auch wenn der Pflegehelfer diese Mittel nicht direkt verabreicht, spielt er eine Schlüsselrolle bei der Vorbereitung, Nachsorge und Behandlung von Patienten. Im Folgenden wird diese Rolle ausführlich erkundet.

- Kontrastmittel verstehen
  - **Art und Typ**: Unterscheidung zwischen jodhaltigen Kontrastmitteln (z. B. für CT) und gadoliniumhaltigen Kontrastmitteln (z. B. für MRT).
  - **Handlungsweise**: Erkennen, wie und warum diese Mittel die Sichtbarkeit auf Bildern verbessern.

- Vorherige Beurteilung des Patienten
  - **Krankengeschichte**: Ermitteln Sie Allergien in der Anamnese, insbesondere gegen

Kontrastmittel, sowie andere mögliche Kontraindikationen (z. B. Nierenversagen).

- **Informed consent**: Sicherstellen, dass der Patient die Notwendigkeit des Kontrastmittels und seine potenziellen Vorteile und Risiken versteht und der Verabreichung zustimmt.

- Vorbereitung des Patienten
  - **Hydratation**: Die Patienten sollten vor der Untersuchung ausreichend Flüssigkeit zu sich nehmen, insbesondere wenn jodhaltige Kontrastmittel verwendet werden.
  - **Fasten**: Informieren Sie die Patienten gemäß den Protokollen, ob sie vor dem Verfahren fasten müssen.
  - **Venenzugang**: Sorgen Sie dafür, dass der Patient einen geeigneten Venenzugang, häufig einen Katheter, für die Verabreichung des Arzneimittels hat.

- Überwachung während der Verabreichung
  - **Allergische Reaktionen**: Beobachten Sie den Patienten sorgfältig auf Anzeichen einer Allergie oder einer Nebenwirkung (Hautausschlag, Kurzatmigkeit, Schwindel usw.).
  - **Patientenkomfort**: Einige Patienten können während der Verabreichung ein Wärmegefühl oder einen metallischen Geschmack verspüren. Bitte versichern Sie ihnen, dass dies normal ist.

- Pflege nach der Verabreichung
  - **Hydratation nach der Untersuchung**: Patienten sollten viel Wasser trinken, um das Kontrastmittel aus ihrem System zu entfernen.
  - **Überwachung von Nebenwirkungen**: Obwohl sie selten sind, können nach der

Untersuchung Nebenwirkungen auftreten. Informieren Sie die Patienten darüber, auf welche Symptome sie achten müssen und wann sie einen Arzt aufsuchen sollten.

- **Katheterentfernung**: Wenn ein Katheter verwendet wurde, ziehen Sie ihn vorsichtig heraus und desinfizieren Sie den Bereich.

- Kommunikation mit dem medizinischen Team
  - **Informationsaustausch**: Informieren Sie den Radiologen oder Techniker über alle Bedenken bezüglich des Patienten, seines Zustands oder seiner Reaktion auf das Kontrastmittel.
  - **Dokumentation**: Notieren Sie alle relevanten Informationen über die Verabreichung, einschließlich der Art des verwendeten Wirkstoffs, der Menge, der Zeit und aller Reaktionen des Patienten.

- Schulung und Aktualisierung
  - **Aktuelles Wissen**: Da sich die Technik und die Produkte weiterentwickeln, ist es wichtig, über die neuesten Richtlinien und Empfehlungen für Kontrastmittel informiert zu sein.

Die Pflegekraft spielt eine zentrale Rolle für das Patientenerlebnis bei der Verabreichung von Kontrastmitteln und gewährleistet sowohl die Sicherheit des Patienten als auch die Qualität der erhaltenen Bildgebung. Eine gute Ausbildung, effektive Kommunikation und Aufmerksamkeit für die Bedürfnisse des Patienten sind entscheidend, um diese Rolle erfolgreich auszufüllen.

Betreuung nach der Prüfung: Überwachung und Komfort des Patienten

Nachdem sich der Patient einem bildgebenden Verfahren unterzogen hat, kann er eine Vielzahl von Emotionen und körperlichen Empfindungen erleben. Die Phase nach der Untersuchung ist ebenso entscheidend wie das Verfahren selbst, um die Sicherheit, das Wohlbefinden und den Komfort des Patienten zu gewährleisten. Die Pflegekraft hat in dieser Phase eine grundlegende Rolle zu spielen. Im Folgenden wird diese Rolle ausführlich erkundet.

- Physische Überwachung des Patienten
    - **Vitalzeichen**: Überprüfen Sie regelmäßig Blutdruck, Herzfrequenz, Atmung und Temperatur, um sicherzustellen, dass sie innerhalb normaler Grenzen bleiben.
    - **Reaktionen nach der Kontrastmittelgabe**: Falls ein Kontrastmittel verabreicht wurde, sollten Sie auf allergische Reaktionen oder andere unerwünschte Wirkungen achten.
    - **Postinterventionelle Reaktionen**: Wenn der Patient sich einem interventionellen Verfahren unterzogen hat, achten Sie auf Anzeichen von Blutungen, Infektionen oder anderen Komplikationen an der Eingriffsstelle.

- Bewertung von Komfort
    - **Schmerzen oder Unwohlsein**: Fragen Sie den Patienten nach Schmerzen oder Unwohlsein und ergreifen Sie geeignete Maßnahmen.
    - **Positionierung**: Stellen Sie sicher, dass der Patient bequem sitzt, vor allem, wenn er für längere Zeit ruhen muss.

- Emotionale   Unterstützung
  - **Ängste und Sorgen**: Beruhigen Sie den Patienten, beantworten Sie seine Fragen und helfen Sie ihm, die nächsten Schritte zu verstehen.
  - **Orientierung**: Manche Untersuchungen, vor allem solche unter Sedierung, können den Patienten verwirren. Helfen Sie ihm, sich zu orientieren und seine Umgebung zu verstehen.

- Anweisungen nach der Prüfung
  - **Medizinische** Anweisungen: Geben Sie klare Anweisungen zu Medikamenten, zu Aktivitäten, die Sie vermeiden sollten, und dazu, ob Sie zur Nachuntersuchung wiederkommen müssen.
  - **Hydratation**: Wenn ein Kontrastmittel verwendet wurde, erinnern Sie den Patienten daran, wie wichtig es ist, viel Wasser zu trinken, um die Ausscheidung des Kontrastmittels zu unterstützen.

- Kommunikation mit dem medizinischen Team
  - **Berichte über Auffälligkeiten**: Informieren Sie das medizinische Team sofort über alle Beobachtungen oder Bedenken, die den Patienten betreffen.
  - **Nachsorge**: Kenntnis des Nachsorgeprozesses, einschließlich der Art und Weise und des Zeitpunkts, zu dem der Patient seine Ergebnisse erhält, und Übermittlung dieser Informationen an den Patienten.

- Entlastung des Patienten
  - **Entlassungsprozess**: Stellen Sie sicher, dass der Patient stabil und bereit ist, die Einrichtung zu verlassen. Stellen Sie alle erforderlichen

schriftlichen und mündlichen Anweisungen zur Verfügung.

- **Transportmittel**: Wenn der Patient sediert wurde oder durch die Untersuchung beeinträchtigt werden könnte, stellen Sie sicher, dass er eine sichere Möglichkeit hat, nach Hause zu kommen.

- Dokumentation
  - **Follow-up-Notizen**: Dokumentieren Sie alle relevanten Details des Follow-up nach der Untersuchung, einschließlich des Zustands des Patienten, der erteilten Anweisungen und der Kommunikation mit dem medizinischen Team.

Die Gewissheit, dass sich der Patient nach der Untersuchung betreut, sicher und verstanden fühlt, kann einen erheblichen Einfluss auf seine Gesamterfahrung mit der medizinischen Bildgebung haben. Die Pflegekraft ist durch ihre beruhigende Präsenz und ständige Aufmerksamkeit von entscheidender Bedeutung, um einen reibungslosen Übergang zwischen dem Ende der Untersuchung und der Rückkehr des Patienten in den Normalzustand zu gewährleisten.

Umgang mit Notsituationen in der medizinischen Bildgebung

Auch die Abteilung für medizinische Bildgebung ist vor Notfallsituationen nicht gefeit. Ob es sich um eine Reaktion auf ein Kontrastmittel, eine plötzliche Atemnot oder eine Komplikation bei einem Verfahren handelt, die Pflegekraft muss darauf vorbereitet sein, schnell und effektiv zu reagieren. Hier finden Sie einen vertieften Ansatz für das Notfallmanagement in der medizinischen Bildgebung.

- Frühzeitige   Erkennung von Anzeichen
  - **Monitoring**: Die ständige Überwachung der Lebenszeichen kann frühzeitig Hinweise auf ein sich abzeichnendes Problem liefern.
  - **Beobachtung**: Manche Patienten zeigen subtile Anzeichen von Unbehagen oder Hilflosigkeit. Es ist wichtig, auf Details wie Blässe, Schwitzen oder Unruhe zu achten.

- Reaktion auf Allergien
  - **Kontrastmittel**: Kennen Sie die Anzeichen einer allergischen Reaktion auf ein Kontrastmittel, wie z. B. Hautausschlag, Kurzatmigkeit oder Schwellungen.
  - **Schnelle Reaktion**: Antihistaminika oder andere Notfallbehandlungen bereithalten und anwenden können.

- Umgang mit Verfahrenskomplikationen
  - **Blutungen**: Wie man eine Blutung stoppt, einen Verband anlegt oder ein Hämatom verhindert.
  - **Infektionen**: Erkennen Sie die ersten Anzeichen einer Infektion und wissen Sie, wie Sie damit umgehen müssen.

- Atemnot
  - **Atemwegsobstruktion**: Wissen, wie man die Atemwege eines Patienten manuell oder mithilfe eines Staubsaugers frei macht.
  - **Wiederbelebung**: Grundkenntnisse in Herz-Lungen-Wiederbelebung (CPR) und im Umgang mit einem automatischen Defibrillator.

- Vorbereitung auf medizinische Notfälle
  - **Notfallmaterial**: Stellen Sie sicher, dass die Abteilung immer über einen gut ausgestatteten und aktuellen Notfallwagen verfügt.
  - **Ausbildung**: Nehmen Sie regelmäßig an Schulungen zu medizinischen Notfällen teil und führen Sie Simulationen durch.

- Effektive Kommunikation
  - **Alarmierung des Teams**: Im Notfall sollten Sie wissen, wen Sie anrufen müssen, sei es den Radiologen, das Pflegepersonal oder ein Wiederbelebungsteam.
  - **Patienteninformation**: Beruhigen Sie den Patienten und geben Sie ihm gleichzeitig klare Anweisungen, was er tun soll (z. B. ruhig bleiben, tief durchatmen).

- Dokumentation nach einem Notfall
  - **Berichte**: Dokumentieren Sie genau, was passiert ist, welche Maßnahmen ergriffen wurden und wie es dem Patienten nach dem Notfall geht.
  - **Analysen und Feedback**: Führen Sie nach jeder Notfallsituation Nachbesprechungen durch, um zu bewerten, was gut gelaufen ist, was man hätte anders machen können und wie die Vorbereitung in Zukunft verbessert werden kann.

- Emotionale   Unterstützung
  - **Patienten**: Manche Patienten können durch eine Notfallsituation traumatisiert sein. Bieten Sie ihnen emotionale Unterstützung, hören Sie sich ihre Sorgen an und beruhigen Sie sie.
  - **Sich selbst und Kollegen**: Notfälle können auch für das Personal stressig sein. Ermutigen

Sie zu offenen Gesprächen, gegenseitiger Unterstützung und suchen Sie gegebenenfalls professionelle Hilfe bei der Stressbewältigung.

Notfallsituationen in der medizinischen Bildgebung erfordern eine schnelle Reaktion, eine angemessene Ausbildung und eine Teamkoordination. Die mit den richtigen Fähigkeiten und Kenntnissen ausgestattete Pflegekraft kann in diesen kritischen Momenten eine lebenswichtige Rolle bei der Gewährleistung der Sicherheit und des Wohlergehens der Patienten spielen.

Kapitel 4

ETHIK UND SENSIBILITÄT IN RADIOLOGIE

Die Würde respektieren und die Intimsphäre des Patienten

Im Gesundheitswesen, wo sich Patienten oft in verletzlichen und exponierten Situationen befinden, ist die Achtung ihrer Würde und Intimsphäre nicht nur eine Frage der Professionalität, sondern ein grundlegendes Recht des Patienten. In der bildgebenden Diagnostik, wo Patienten sich möglicherweise ausziehen müssen oder für Untersuchungen in eine bestimmte Position gebracht werden, wird die Bedeutung dieser Rücksichtnahme noch einmal betont. Hier finden Sie einen detaillierten Ansatz, wie die Pflegekraft die Achtung der Würde und Intimsphäre des Patienten sicherstellen kann.

- Transparente Kommunikation
  - **Verfahren erklären**: Bevor Sie mit der Behandlung beginnen, sollten Sie den Patienten immer darüber informieren, was passieren wird, warum und wie. Dies hilft, Angst und Unsicherheit zu verringern.
  - **Einholung der Einwilligung**: Vor jeder Untersuchung oder Manipulation sollten Sie die informierte Einwilligung des Patienten einholen.

- Verwaltung der Kleidung
  - **Geeignete Kleidung**: Stellen Sie Kittel oder spezielle Kleidung zur Verfügung, die so viel wie möglich bedeckt, aber dennoch den für die Untersuchung erforderlichen Zugang ermöglicht.
  - **Privatbereich**: Stellen Sie sicher, dass der Patient einen Privatbereich hat, in dem er sich umziehen kann.

- Heikle   Positionierung
  - **Respektvolle Manöver**: Bei der Positionierung des Patienten sollten Sie sanft und respektvoll vorgehen. Erklären Sie dem Patienten jeden Schritt und bitten Sie ihn, wenn möglich, um Hilfe.
  - **Schutz des Intimbereichs**: Verwenden Sie Bettlaken oder Handtücher, um die Bereiche abzudecken, die nicht direkt für die Untersuchung benötigt werden.

- Kulturelle Sensibilität
  - **Unterschiede kennen**: Einige Patienten haben aufgrund ihrer Kultur oder Religion möglicherweise besondere Bedürfnisse oder Bedenken in Bezug auf Intimität. Sie sollten sich dieser Unterschiede bewusst sein und sie respektieren.
  - **Präferenzen des Personals**: Wenn sich ein Patient bei einer gleichgeschlechtlichen medizinischen Fachkraft wohler fühlt, tun Sie Ihr Bestes, um diesem Wunsch nachzukommen, wenn möglich.

- Vertraulichkeit der Informationen
  - **Schutz der Daten**: Informationen über den Patienten und die Untersuchungsergebnisse müssen streng vertraulich behandelt werden. Besprechen Sie Einzelheiten nur mit den entsprechenden medizinischen Fachkräften und an geeigneten Orten.
  - **Bildsicherheit**: Stellen Sie sicher, dass Bilder oder Berichte sicher gespeichert werden und nur für autorisierte Personen zugänglich sind.

- Umgang mit heiklen Situationen
  - **Ängstliche oder verlegene Patienten**: Geben Sie beruhigende Worte, seien Sie geduldig und zeigen Sie Einfühlungsvermögen.
  - **Unerwartete Situationen**: Wenn ein Patient plötzlich emotional wird oder sich aufregt, geben Sie ihm Raum und Unterstützung und suchen Sie gegebenenfalls Hilfe von qualifiziertem medizinischem Personal.

- Weiterbildung
  - **Aufklärung über die Würde des Patienten**: Nehmen Sie regelmäßig an Schulungen teil, die sich auf die Achtung der Würde und Privatsphäre des Patienten konzentrieren, um über bewährte Verfahren und Erwartungen auf dem Laufenden zu bleiben.

Vertrauen ist ein Schlüsselelement in der Beziehung zwischen dem Patienten und dem Angehörigen der Gesundheitsberufe. Indem sie die Würde und die Intimsphäre des Patienten strikt respektiert, schafft die Pflegekraft eine vertrauensvolle Umgebung, die nicht nur das Wohlbefinden des Patienten, sondern auch die Qualität der erbrachten Pflege fördert.

Die Angst des Patienten verstehen und damit umgehen

Die Erfahrung einer Untersuchung mit bildgebenden Verfahren ist zwar für Angehörige der Gesundheitsberufe Routine, kann aber für viele Patienten eine erhebliche Stressquelle darstellen. Ob es sich nun um die Angst vor den Ergebnissen, die Unannehmlichkeiten des Verfahrens oder einfach um das Unbekannte handelt, die Angst des Patienten kann nicht nur ihre Gesamterfahrung, sondern auch die Qualität der erhaltenen Bilder beeinträchtigen. Im Folgenden wird erläutert, wie eine Pflegekraft diese Angst ansprechen und bewältigen kann.

- Anerkennung und Einfühlungsvermögen
    - **Aktives Zuhören**: Stellen Sie offene Fragen, damit der Patient seine Bedenken äußern kann. Ein einfaches "Wie fühlen Sie sich heute?" kann die Tür zu einem Gespräch öffnen.
    - **Empathische Antworten**: Antworten Sie mit Mitgefühl und zeigen Sie, dass Sie ihre Gefühle verstehen. Zum Beispiel: "Ich kann mir vorstellen, dass das für Sie sehr belastend sein kann."

- Information und Bildung
    - **Erklären Sie das Verfahren**: Viele Ängste entstehen aus der Furcht vor dem Unbekannten. Eine genaue Beschreibung dessen, was der Patient zu erwarten hat, kann einige dieser Bedenken zerstreuen.
    - **Zeit für Fragen**: Lassen Sie dem Patienten immer Raum für Fragen und beantworten Sie diese ehrlich.

- Beruhigende Umgebung
    - **Raumgestaltung**: Ein gut beleuchteter, sauberer Raum mit beruhigenden Elementen (z. B. Bilder oder sanfte Musik) kann helfen, die Angst zu verringern.
    - **Professionelle Haltung**: Ihre ruhige und selbstbewusste Art kann eine beruhigende Wirkung auf den Patienten haben.

- Entspannungstechniken
    - **Tiefe Atmung**: Ermutigen Sie den Patienten, tief und langsam zu atmen. Dies kann helfen,

Spannungen abzubauen und den Geist zu beruhigen.

- **Ablenkung**: Das Gespräch über leichte Themen oder das Anbieten von Kopfhörern zum Musikhören kann helfen, die Aufmerksamkeit des Patienten von seiner Nervosität abzulenken.

- Vorherige Vorbereitung
  - **Schriftliche Ressourcen**: Die Bereitstellung von Broschüren oder Faltblättern, die das Verfahren beschreiben, kann dem Patienten helfen, sich im Voraus mental vorzubereiten.
  - **Erfahrungsberichte**: Manchmal kann das Hören oder Lesen von Erfahrungsberichten anderer Patienten Angstpatienten beruhigen.

- Kontinuierliche Präsenz
  - **Bleiben Sie in der Nähe**: Bei manchen Patienten kann es die Angst verringern, wenn sie wissen, dass ein Fachmann in der Nähe ist und eingreifen kann.
  - **Konstantes Feedback**: Informieren Sie den Patienten während des gesamten Verfahrens darüber, was passiert und was als Nächstes kommt.

- Nachuntersuchung
  - Nachbesprechung: Nehmen Sie sich nach dem Eingriff ein paar Minuten Zeit, um mit dem Patienten zu sprechen, seine Fragen zu beantworten und ihn zu beruhigen.
  - **Tipps für die nächsten Schritte**: Informieren Sie den Patienten darüber, was als Nächstes passiert, sei es eine weitere Untersuchung, ein Folgetermin oder das Warten auf die Ergebnisse.

Der Schlüssel zum Umgang mit der Angst des Patienten liegt in der Kommunikation, dem Einfühlungsvermögen und dem Verständnis. Die Pflegekraft als erste und ständige Anlaufstelle für den Patienten spielt eine entscheidende Rolle dabei, trotz des inhärenten Stresses der medizinischen Untersuchung ein positives Erlebnis zu schaffen.

Die informierte Einwilligung in der Radiologie

Die Einwilligung nach Aufklärung ist ein entscheidender und ethisch vertretbarer Schritt bei jeder medizinischen Intervention, der sicherstellt, dass der Patient vollständig informiert ist und dem vorgeschlagenen Verfahren zustimmt. In der Radiologie ist dieser Schritt angesichts der Verwendung von Strahlung, Kontrastmitteln und anderen Methoden, die Risiken für den Patienten bergen können, besonders relevant. Hier eine Vertiefung des Konzepts und seiner Anwendung in der Radiologie.

- Definition der informierten Zustimmung
  - **Ein Prozess, nicht** nur ein **Dokument**: Es handelt sich um eine kontinuierliche Kommunikation zwischen dem Gesundheitsfachmann und dem Patienten und nicht nur um die Unterzeichnung eines Formulars.
  - **Drei Schlüsselkomponenten**: Information, Verständnis und freier Wille. Der Patient muss alle relevanten Informationen erhalten, sie verstehen und ohne äußeren Druck eine Entscheidung treffen.

- Die Bedeutung in der Radiologie
  - **Strahlenexposition**: Informieren Sie den Patienten über die potenziellen Risiken einer Strahlenexposition.
  - **Verwendung von Kontrastmitteln**: Bei einigen Patienten können allergische Reaktionen oder andere Komplikationen im Zusammenhang mit Kontrastmitteln auftreten.
  - **Invasive** Verfahren: Verfahren wie die bildgesteuerte Biopsie erfordern ein klares Verständnis der Risiken und Vorteile.

- Zu liefernde   Informationen
  - **Art der Prüfung**: Ausführliche Erklärung, was das Verfahren beinhaltet.
  - **Erwarteter Nutzen**: Wie die Untersuchung bei der Diagnose oder Behandlung eines Zustands helfen kann.
  - **Mögliche Risiken**: Nebenwirkungen, Komplikationen oder andere mögliche Folgen.
  - **Verfügbare Alternativen**: Andere Untersuchungs-   oder Behandlungsmöglichkeiten, falls verfügbar.
  - Was passieren könnte, wenn keine Prüfung stattfindet: Folgen der Nichtdurchführung der Prüfung.

- Durchführung des Einwilligungsprozesses
  - **Offene Diskussion**: Lassen Sie genügend Zeit für eine ausführliche Diskussion mit dem Patienten.
  - **Einfache Sprache**: Vermeiden Sie medizinisches Fachchinesisch und vergewissern Sie sich, dass der Patient es wirklich versteht.
  - **Bestätigung des Verständnisses**: Ermutigen Sie den Patienten, Fragen zu stellen und das

Verstandene neu zu formulieren, um sein Verständnis zu überprüfen.

- **Dokumentation**: Stellen Sie eine Einverständniserklärung zur Unterzeichnung bereit, aber achten Sie darauf, dass diese nach einem ausführlichen Gespräch erfolgt.

- Besondere Erwägungen
  - **Minderjährige und Vormünder**: Bei minderjährigen Patienten muss die Einwilligung der Eltern oder des Vormunds eingeholt werden.
  - **Patienten, die nicht einwilligungsfähig sind**: Bei Patienten, die nicht verstehen oder kommunizieren können, sollten Sie nach alternativen Möglichkeiten suchen, um eine informierte Einwilligung zu erhalten, z. B. durch einen gesetzlichen Vertreter.
  - **Notfallsituationen**: In zeitkritischen Situationen kann die Einwilligung nach Aufklärung geändert werden, aber die Bedeutung der Aufklärung sollte nicht unterschätzt werden.

- Verweigerung und Widerruf der Zustimmung
  - **Recht auf Ablehnung**: Der Patient hat immer das Recht, ein Verfahren abzulehnen, auch nachdem er seine Einwilligung gegeben hat.
  - **Umgang mit Ablehnung**: Hören Sie sich die Bedenken des Patienten an, stellen Sie ggf. zusätzliche Informationen bereit, aber respektieren Sie immer seine Entscheidung.

Die Einwilligung nach Aufklärung in der Radiologie ist nicht nur eine ethische und rechtliche Verpflichtung, sondern gewährleistet auch das Vertrauen und die Mitarbeit des Patienten. Wenn Angehörige der Gesundheitsberufe ihre

Rechte verstehen und respektieren, können sie eine patientenzentrierte Versorgung mit optimalen Ergebnissen gewährleisten.

Navigieren in
häufige ethische Dilemmasituationen

Die Radiologie ist wie alle medizinischen Bereiche mit komplexen ethischen Dilemmasituationen konfrontiert, die die klinische Entscheidungsfindung und die Beziehung zwischen Patient und Gesundheitsfachkraft beeinflussen können. Für eine in der Radiologie tätige Pflegekraft ist es von entscheidender Bedeutung, diese Dilemmata zu verstehen und zu wissen, wie man mit ihnen umgeht. Im Folgenden werden einige dieser häufig auftretenden ethischen Dilemmasituationen erkundet und Denkanstöße für den Umgang mit ihnen gegeben.

- Konflikte zwischen klinischem Nutzen und Risiko für den Patienten
    - **Hintergrund**: Die Exposition gegenüber Strahlung ist zwar oft für eine genaue Diagnose notwendig, birgt aber auch Risiken. Wo liegt die Grenze zwischen Nutzen und Risiko?
    - **Navigation**: Die diagnostischen und therapeutischen Bedürfnisse des Patienten müssen mit der Minimierung der Strahlenbelastung in Einklang gebracht werden. Eine offene Diskussion mit dem Radiologen und dem Patienten ist von entscheidender Bedeutung.

- Informierte Einwilligung versus zwingender Bedarf an einer Diagnose
    - **Hintergrund**: Was ist zu tun, wenn ein Patient eine notwendige Untersuchung aus

persönlichen Gründen trotz möglicher Gesundheitsrisiken ablehnt?

- **Navigation**: Hören Sie sich die Bedenken des Patienten an, bieten Sie, wenn möglich, Alternativen an, respektieren Sie seine Autonomie und betonen Sie die medizinische Bedeutung der Untersuchung.

- Vertraulichkeit und Recht auf Information
  - **Hintergrund**: Wer sollte Zugang zu Röntgenbildern und Berichten haben? Wie geht man mit Anfragen von Angehörigen oder anderen Fachleuten um?
  - **Navigation**: Vergewissern Sie sich, dass Sie die Datenschutzgesetze für medizinische Daten in Ihrem Land kennen und respektieren Sie stets das Recht des Patienten auf Vertraulichkeit.

- Umgang mit Fehlern
  - **Hintergrund**: Was passiert, wenn Sie einen potenziellen Fehler in einem Bericht oder einem Bild erkennen? Oder wenn Sie feststellen, dass der falsche Patient untersucht wurde?
  - **Navigation**: Ehrlichkeit und Transparenz sind von entscheidender Bedeutung. Informieren Sie den Radiologen sofort und erwägen Sie, den Patienten gemäß den geltenden Protokollen zu informieren.

- Ungleichheiten beim Zugang zur Gesundheitsversorgung
  - **Hintergrund**: Nicht alle Patienten haben den gleichen Zugang zu modernen bildgebenden Verfahren. Wie kann man mit diesem Ungleichgewicht umgehen?

- **Navigation**: Tun Sie Ihr Bestes, um alle Patienten gleich zu behandeln, und setzen Sie sich für gerechte Ressourcen und Dienstleistungen ein, wo immer dies möglich ist.

- Wirtschaftlicher Druck
  - **Hintergrund**: Der Druck, Untersuchungen zu beschleunigen und den Durchsatz zu erhöhen, kann die Qualität der Gesundheitsversorgung beeinträchtigen.
  - **Navigation**: Die Sicherheit und das Wohlbefinden des Patienten sollten immer an erster Stelle stehen. Wenn Sie sich unter Druck gesetzt fühlen, der die Qualität der Pflege beeinträchtigen könnte, besprechen Sie dies mit den Vorgesetzten oder ziehen Sie andere Kommunikationswege in Betracht.

- Technologische Fortschritte versus Ethik
  - **Hintergrund**: Neue Technologien können detailliertere Bilder liefern, aber zu welchen Kosten? Und wann ersetzen Maschinen das menschliche Urteilsvermögen?
  - **Navigation**: Halten Sie sich stets über technologische Fortschritte und deren ethische Implikationen auf dem Laufenden. Das menschliche klinische Urteilsvermögen wird immer von entscheidender Bedeutung sein.

Das Navigieren durch ethische Dilemmas erfordert ein tiefes Verständnis der ethischen Grundsätze, eine offene Kommunikation und ein Engagement für das Wohl des Patienten. Es ist von entscheidender Bedeutung, dass Pflegehelfer/innen in Zusammenarbeit mit dem gesamten Radiologieteam aktiv über ethische Fragen nachdenken und nach Schulungen und Ressourcen suchen, um diese Fragen auf informierte Weise anzugehen.

Kapitel 5

ENTWICKLUNGEN UND BERUFLICHE MÖGLICHKEITEN

Weiterbildung
und mögliche Spezialisierungen

Die Radiologie ist ein Bereich, der sich ständig weiterentwickelt, mit raschen technologischen Fortschritten und der Entstehung neuer Methoden und Techniken. Für eine in der Radiologie tätige Pflegekraft ist es von entscheidender Bedeutung, auf dem neuesten Stand zu bleiben und Spezialisierungen in Betracht zu ziehen, um ihre Fähigkeiten zu verbessern und den Patienten die bestmögliche Pflege zukommen zu lassen. Im Folgenden finden Sie einen Überblick über mögliche Weiterbildungen und Spezialisierungen für eine Radiologiepflegehelferin oder einen Radiologiepflegehelfer.

- Bedeutung der Weiterbildung
  - **Anpassung an den technologischen Fortschritt**: Die radiologischen Geräte werden ständig verbessert und bieten eine bessere Bildqualität und neue Funktionen.
  - **Bessere Patientenversorgung**: Durch Weiterbildung können Sie Ihre Fähigkeiten in der Patientenversorgung verbessern, insbesondere bei komplexen oder seltenen Fällen.
  - **Berufliche Entwicklung**: Öffnet die Tür zu spezialisierteren Positionen oder mehr Verantwortung.

- Arten der Weiterbildung
  - **Workshops und Seminare**: Diese kurzen Kurse konzentrieren sich oft auf bestimmte Themen und bieten die Möglichkeit, in neue Techniken oder Fallstudien einzutauchen.
  - **Online-Kurse**: Viele Institutionen bieten Online-Lernmodule an, die für Radiologiefachkräfte geeignet sind.

- **Ausbildungen mit einem Abschluss**: Für diejenigen, die ihre Kenntnisse vertiefen möchten, gibt es Programme mit einem Abschluss, die sich über mehrere Monate oder Jahre erstrecken können.

- Mögliche Spezialisierungen
  - **Pädiatrische Radiologie**: Konzentriert sich auf die Bildgebung bei Kindern, die besondere Vorsichtsmaßnahmen und eine spezielle Ausbildung erfordert.
  - **Interventionelle Radiologie**: Diese Unterspezialität kombiniert die Bildgebung mit der Durchführung minimalinvasiver medizinischer Verfahren.
  - **Management und Verwaltung in der Radiologie**: Für diejenigen, die sich auf die Leitung eines Teams oder einer Abteilung in der Radiologie konzentrieren möchten.
  - **Strahlenschutz**: Spezialisierung auf Techniken und Methoden zur Gewährleistung der Sicherheit von Patienten und Personal vor Strahlung.
  - **Schulung und Ausbildung**: Weitergabe von Wissen an die nächste Generation von Pflegekräften oder anderen Radiologiefachkräften.

- Wie wählt man eine Spezialisierung?
  - **Identifizieren Sie Ihre Interessen**: Auf welche Aspekte der Arbeit möchten Sie sich konzentrieren? Was fasziniert Sie am meisten?
  - **Beurteilen Sie die Karrieremöglichkeiten**: Bestimmte Fachrichtungen können bessere Beschäftigungs- oder Aufstiegsmöglichkeiten bieten.

- **Beachten Sie die Dauer und die Kosten der Ausbildung**: Einige Programme können sowohl hinsichtlich der Kosten als auch der Dauer leichter zugänglich sein als andere.

- Sich auf dem Laufenden halten
  - **Mitgliedschaft in Berufsverbänden**: Diese Organisationen bieten ihren Mitgliedern häufig Ressourcen, Schulungen und Vernetzungsmöglichkeiten.
  - **Teilnahme** an **Konferenzen**: Der Besuch von Radiologiekonferenzen kann einen Einblick in die neuesten Entwicklungen und Trends auf diesem Gebiet bieten.
  - Fachliteratur: Zeitungen, Zeitschriften und Fachbücher können helfen, sich über die neuesten Forschungsergebnisse und Innovationen auf dem Laufenden zu halten.

Weiterbildung und Spezialisierung sind nicht nur Mittel, um die eigenen Fähigkeiten zu verbessern, sondern auch, um eine bessere Patientenversorgung zu bieten und sich beruflich weiterzuentwickeln. Für einen Radiologieassistenten ist die Investition in Lernen und berufliches Wachstum entscheidend für eine erfüllende und einflussreiche Karriere.

Die Radiologie der Zukunft: Welche Rolle spielt die Pflegekraft?

Während das 21. Jahrhundert voranschreitet, durchläuft die Radiologie dank Technologie, Automatisierung und künstlicher Intelligenz radikale Veränderungen. Diese Veränderungen werden die Rolle aller in der medizinischen Bildgebung tätigen Berufsgruppen, einschließlich der Helfer, beeinflussen. Tauchen wir ein in die

Zukunftsperspektiven der Radiologie und was das für den Pflegehelfer bedeutet.

- Zunehmende Integration von Künstlicher Intelligenz (KI)
    - **Automatisierung von Routineaufgaben**: Mithilfe von KI, die Bilder analysiert, können viele grundlegende Aufgaben automatisiert werden, sodass mehr Zeit für die Arbeit von Fachleuten zur Verfügung steht.
    - **Rolle der Pflegekraft**: Überwachung und Interaktion mit diesen KI-Systemen, Sicherstellung der Bildqualität vor der Analyse und Vertrautheit mit Warnungen oder Benachrichtigungen.

- Fortschrittlichere Bildgebungsmodalitäten
    - **Entstehung neuer Techniken**: Neue Modalitäten oder verbesserte Versionen bestehender Techniken werden weiterhin entstehen.
    - **Rolle der Pflegekraft**: Sie sollte darin geschult sein, bei diesen neuen Techniken zu assistieren, ihre Vorteile und Einschränkungen zu verstehen und den Patienten diese Verfahren zu erklären.

- Patientenzentrierte Pflege
    - **Verbesserte Kommunikation durch Technologie**: Integrierte Systeme werden eine bessere Kommunikation zwischen den medizinischen Teams ermöglichen.
    - **Rolle der Pflegekraft**: Diese Systeme nutzen, um einen reibungslosen Informationsfluss zu gewährleisten und aktiv an der Koordination der Patientenversorgung mitzuwirken.

- Virtuelle Bildgebungsumgebungen
  - **Simulationen und Augmented Reality**: Diese Technologien könnten für die Ausbildung oder sogar zur Anleitung bestimmter Eingriffe eingesetzt werden.
  - **Rolle der Pflegekraft**: Teilnahme an virtuellen Schulungen, Unterstützung von Radiologen bei Augmented-Reality-Verfahren.

- Teleradiologie und Fernbehandlung
  - **Ausweitung von Ferndiensten**: Mit der zunehmenden Verbreitung der Telemedizin ist auch die Radiologie nicht untätig geblieben.
  - **Rolle der Pflegekraft**: Unterstützung der Patienten während der Teleradiologie, Sicherstellung, dass die Geräte ordnungsgemäß funktionieren, und Erleichterung der Fernkommunikation.

- Bildung und Erziehung
  - **Neue Lernmethoden**: Virtuelle und erweiterte Realitäten sowie andere technologische Hilfsmittel werden die Radiologieausbildung verändern.
  - **Rolle der** Krankenpflegehelferin/des **Krankenpflegehelfers**: Sich mit den neuen Lernmethoden vertraut machen, aktiv an Fortbildungen teilnehmen.

- Ethische und regulatorische Fragen
  - **Navigieren in einer sich verändernden Landschaft**: Mit dem Aufkommen neuer Technologien werden sich auch neue ethische und regulatorische Fragen stellen.
  - **Rolle der Pflegekraft**: Sich ethischer Dilemmas bewusst sein, an Schulungen zu neuen Vorschriften teilnehmen und

sicherstellen, dass die Pflege stets patientenzentriert ist.

Die Radiologie der Zukunft verspricht, sowohl spannend als auch komplex zu sein. Obwohl die Technologie eine vorherrschende Rolle spielen wird, wird die Bedeutung des menschlichen Elements - Mitgefühl, Empathie, Kommunikation - zentral bleiben. Die Pflegekraft als wichtiges Bindeglied zwischen Technologie und Patient wird auch weiterhin eine entscheidende Rolle bei der Bereitstellung einer qualitativ hochwertigen Pflege im sich ständig verändernden Bereich der Radiologie spielen.

Networking und berufliche Entwicklung

Berufliche Entwicklung ist mehr als nur der Erwerb neuer technischer Fähigkeiten oder die Absolvierung eines formalen Studiums. Networking, d. h. der Aufbau und die Pflege beruflicher Beziehungen, ist ein entscheidender Aspekt für das Vorankommen in der Karriere, das Entdecken von Möglichkeiten und das Erweitern von Wissen. In der Welt der Radiologie gilt dies angesichts der raschen technologischen und klinischen Entwicklungen umso mehr.

- Warum ist Networking entscheidend?
  - **Zugang zu Chancen**: Viele Stellen- und Ausbildungsangebote werden nie veröffentlicht, sondern durch Mundpropaganda weitergegeben.
  - **Wissensaustausch**: Treffen mit Gleichaltrigen ermöglichen den Austausch von Informationen, Techniken oder Fallstudien.
  - **Mentoring**: Starke berufliche Beziehungen können zu Mentoring-Beziehungen führen, die

für das berufliche Wachstum von unschätzbarem Wert sind.

- **Zusammenarbeit**: Aufgebaute Beziehungen können zu einer Zusammenarbeit bei Projekten, Forschungsarbeiten oder anderen Initiativen führen.

- Wo und wie vernetzen?
  - **Konferenzen und Seminare**: Diese Veranstaltungen ziehen Fachleute mit unterschiedlichem Hintergrund an und bieten oft spezielle Networking-Möglichkeiten.
  - **Berufsverbände**: Viele radiologiebezogene Verbände organisieren Veranstaltungen, Workshops und Treffen für ihre Mitglieder.
  - **Berufliche soziale Netzwerke**: Websites wie LinkedIn können zum Aufbau und zur Pflege von Geschäftsbeziehungen genutzt werden.
  - **Schulungen und Workshops**: Die Teilnahme an Schulungen kann Sie mit Trainern und anderen Teilnehmern mit ähnlichen Interessen in Kontakt bringen.
  - **Krankenhäuser und Kliniken**: Nehmen Sie aktiv an Veranstaltungen oder internen Gruppen teil, die der Radiologie oder der Medizin gewidmet sind.

- Tipps für effektives Networking
  - **Seien Sie authentisch**: Es geht nicht nur darum, zu nehmen, sondern auch zu geben. Teilen Sie Ihr Wissen und helfen Sie anderen.
  - **Bereiten Sie eine kurze Einleitung** vor: Sich kurz und effektiv vorstellen zu können, ist bei Begegnungen von entscheidender Bedeutung.
  - **Bleiben Sie auf dem Laufenden**: Halten Sie sich über die neuesten Entwicklungen in der

Radiologie auf dem Laufenden, damit Sie relevante Themen diskutieren können.

- **Follow-up**: Wenn Sie jemanden kennengelernt haben, senden Sie eine Nachricht oder E-Mail, um sich zu bedanken und Ihr Interesse an einer weiteren Kontaktaufnahme zu bekunden.
- **Bleiben Sie aktiv**: Networking ist ein kontinuierlicher Prozess. Versuchen Sie, regelmäßig an Veranstaltungen teilzunehmen oder sich an Online-Diskussionen zu beteiligen.

- Management der beruflichen Entwicklung
  - **Planen Sie im Voraus**: Setzen Sie sich berufliche Ziele und überlegen Sie, wie Sie diese durch Networking erreichen können.
  - **Organisiert bleiben**: Behalten Sie den Überblick darüber, wen Sie treffen, welche Veranstaltungen anstehen und welche Möglichkeiten Sie ausloten möchten.
  - **Bitten Sie um Feedback**: Manchmal kann Ihnen eine Außenperspektive wertvolle Einblicke in Ihre Karriere oder Ihre Fähigkeiten bieten.

Wenn Networking proaktiv und überlegt angegangen wird, kann es für die berufliche Entwicklung jeder Person, die in der Radiologie arbeitet, ein großer Gewinn sein. Indem sie Zeit und Mühe in den Aufbau sinnvoller Beziehungen investieren, können Helferinnen und Helfer nicht nur ihren beruflichen Horizont erweitern, sondern auch einen wichtigen Beitrag zur gesamten radiologischen Gemeinschaft leisten.

Kapitel 6

ERFAHRUNGSBERICHTE UND ERLEBTE ERFAHRUNGEN

Typische und atypische Tage: Erzählungen von Pflegehelfern

Die Radiologie bietet, wie viele andere medizinische Bereiche auch, eine Vielfalt an Erfahrungen. Jeder Tag bringt neue Lernerfahrungen, Herausforderungen und Überraschungen mit sich. Anhand der Berichte von Krankenpflegehelfern tauchen wir in die alltäglichen Gegebenheiten und außergewöhnlichen Situationen dieses Berufs ein.

Der typische Tag

* *Julie, Pflegehelferin seit fünf Jahren.*
  Julie beginnt ihren Tag normalerweise mit einem Blick auf den Terminplan. Nachdem sie die Untersuchungsräume vorbereitet hat, empfängt sie die ersten Patienten. Die meiste Zeit verbringt sie damit, die Patienten auf ihre Untersuchungen vorzubereiten, für ihren Komfort zu sorgen und mit dem Radiologietechniker zusammenzuarbeiten. Kommunikation ist wichtig: Sie erklärt die Verfahren, beruhigt ängstliche Patienten und sorgt dafür, dass die Patienten richtig gelagert werden. Am Ende des Tages werden oft die Räume desinfiziert, die Ausrüstung aufgeräumt und die Vorbereitungen für den nächsten Tag getroffen.

Der atypische Tag

* *Antoine, seit drei Jahren Pflegehelferin in der Radiologieabteilung.*
  Antoine erinnert sich an einen Tag, an dem das Haupt-Röntgengerät ausgefallen war. Während das Team die bereits anwesenden Patienten verwaltete, musste es den Tag schnell neu organisieren, einige Patienten entlassen und dringende Fälle mithilfe des Zweitgeräts priorisieren. Parallel zu dieser Hektik zeigte ein ängstlicher Patient eine allergische

Reaktion auf ein Kontrastmittel. Antoine musste die Situation in Zusammenarbeit mit dem medizinischen Team bewältigen und gleichzeitig die anderen Patienten im Wartezimmer beruhigen.

Der außergewöhnliche Tag
* *Sofia, Pflegehelferin seit acht Jahren.*
Sofia erzählt von einem Tag, an dem ein Prominenter spontan auf der Station erschien. Während sie ihre Identität vertraulich behandelte, musste das Team die dadurch entstandene Aufregung bewältigen. Es war ein Balanceakt, qualitativ hochwertige Pflege zu leisten, die Privatsphäre der Persönlichkeit zu respektieren und mit der Neugier der anderen Patienten und des Personals umzugehen.

Der bereichernde Tag
* *Kévin, zwei Jahre lang Pflegehelferin in der Radiologie*
Kévin berichtet von einem Tag, an dem er einen nicht französischsprachigen Patienten mit Hörverlust betreute. Dank seiner Gebärdensprachkenntnisse, die er in einer Fortbildung erlernt hatte, konnte er mit dem Patienten kommunizieren, dafür sorgen, dass er sich wohl fühlte, und einen reibungslosen Ablauf gewährleisten. An diesem Tag empfand er eine große berufliche Befriedigung, da er für diesen Patienten etwas bewirken konnte.

Diese Erzählungen beleuchten die Variabilität der Erfahrungen in der Radiologie. Sie zeigen, dass jeder Tag zwar scheinbar typisch sein kann, dass es für Radiologieassistenten aber nie an Herausforderungen, Überraschungen und Lernmöglichkeiten mangelt.

Herausforderungen und Belohnungen des Berufs

Der Beruf des Radiologieassistenten ist, wie andere medizinische Berufe auch, mit Herausforderungen und Belohnungen gespickt. Obwohl jeder Tag seine eigenen Hindernisse mit sich bringen kann, bieten Befriedigungen und Erfolge eine Belohnung, die viele Fachkräfte motiviert, ihre Karriere mit Leidenschaft zu verfolgen.

Herausforderungen

- **Arbeitsbelastung und Stress**: Die steigende Nachfrage nach medizinischen Bildgebungsdienstleistungen bedeutet oft einen vollen Arbeitstag. Es kann stressig sein, einen vollen Terminplan zu verwalten und gleichzeitig sicherzustellen, dass jeder Patient eine qualitativ hochwertige Behandlung erhält.
- **Technologie-Update**: Die rasante Entwicklung der Bildgebungstechnologien erfordert eine ständige Weiterbildung, um auf dem neuesten Stand zu bleiben, was mit der täglichen Arbeit schwer zu vereinbaren sein kann.
- **Umgang mit Angstpatienten**: Angst vor medizinischen Verfahren ist weit verbreitet und es kann schwierig sein, Patienten zu beruhigen und zu besänftigen.
- **Gesundheitsrisiken**: Trotz Strahlenschutzmaßnahmen sind Radiologiefachkräfte potenziell einer Strahlenbelastung ausgesetzt. Sie müssen daher immer wachsam sein.
- **Emotionale Herausforderungen**: Pflegehelferinnen und Pflegehelfer können mit Patienten zusammenkommen, die sich in komplexen oder herzzerreißenden medizinischen Situationen befinden, was emotionale Auswirkungen haben kann.

Auszeichnungen

- **Positive Auswirkungen auf die Gesundheit der Patienten**: Eine zentrale Rolle bei der Diagnose und Behandlung von Patienten zu spielen, ist äußerst befriedigend. Eine gute Diagnose kann das Leben eines Patienten verändern.
- **Kontinuierliche berufliche Weiterentwicklung**: Die Notwendigkeit, mit der Technologie Schritt zu halten, bietet viele Möglichkeiten zur Weiterbildung und Karriereentwicklung.
- **Patientenbeziehungen**: Viele Pflegehelfer/innen schätzen die täglichen Interaktionen mit Patienten und finden es befriedigend, Unterstützung und Trost zu spenden.
- **Berufliche Anerkennung**: Die Arbeit in einem spezialisierten Bereich wie der Radiologie bietet eine gewisse Anerkennung. Die Fähigkeiten und das Fachwissen von Krankenpflegehelfern werden von anderen Gesundheitsfachkräften geschätzt.
- **Abwechslung im Alltag**: Kein Tag in der Radiologie ist gleich. Die verschiedenen Fälle, Verfahren und Herausforderungen machen jeden Tag einzigartig.
- **Zufriedenheit mit der Teamarbeit**: Radiologie ist Teamarbeit. Die Zusammenarbeit mit Radiologen, Technikern und anderen Berufsgruppen vermittelt ein Gefühl der Zugehörigkeit und Kameradschaft.

Letztendlich machen trotz der Herausforderungen, die der Beruf des Radiologieassistenten mit sich bringt, die vielen Belohnungen, sowohl auf beruflicher als auch auf persönlicher Ebene, diesen Beruf zutiefst erfüllend.

Tipps für Anfänger und Schüler

Der Übergang von der theoretischen Ausbildung zur klinischen Praxis kann für viele Schüler und Neulinge in der

Radiologie ein monumentaler Sprung sein. Hier finden Sie einige Tipps, die Ihnen diesen Übergang erleichtern und von Anfang an eine bereichernde Erfahrung garantieren.

- **Entwickeln Sie Ihre Neugier**: Die Technologie und die Protokolle in der Radiologie entwickeln sich ständig weiter. Behalten Sie Ihre Lernbereitschaft bei, stellen Sie Fragen und scheuen Sie sich nicht, Unbekanntes zuzugeben.

- **Bauen Sie starke Arbeitsbeziehungen auf**: Ihr Team ist Ihre wichtigste Ressource. Lernen Sie Ihre Kollegen kennen, tauschen Sie Erfahrungen aus und holen Sie sich Ratschläge ein. Teamarbeit ist in der Radiologie von grundlegender Bedeutung.

- **Üben Sie sich in einfühlsamer Kommunikation**: Ihre Interaktionen mit Patienten werden vielfältig sein. Manche sind vielleicht ängstlich oder verängstigt. Aktives Zuhören und Einfühlungsvermögen können helfen, eine vertrauensvolle Beziehung aufzubauen.

- **Haben Sie Geduld**: Ihre Ausbildung hat Ihnen die Grundlagen vermittelt, aber die Meisterschaft kommt mit der Übung. Rechnen Sie damit, dass Sie Fehler machen, aber betrachten Sie sie als Lerngelegenheiten.

- **Denken Sie an Ihre Sicherheit**: Machen Sie sich mit den Strahlenschutzprotokollen vertraut und halten Sie sie strikt ein. Die Sicherheit sollte immer an erster Stelle stehen, sowohl für Sie als auch für Ihre Patienten.

- **Halten Sie Ihr Berufs- und Privatleben im Gleichgewicht**: Der Beruf des Radiologieassistenten kann sehr anspruchsvoll sein. Achten Sie darauf, dass Sie sich Zeit für sich selbst nehmen, sich ausruhen und neue Energie tanken.

- **Nutzen Sie die Möglichkeiten der Weiterbildung**: Der Bereich der Radiologie bietet zahlreiche Spezialisierungen und technologische Fortschritte.

Nehmen Sie an Seminaren, Workshops und anderen Schulungen teil, um Ihre Fähigkeiten zu erweitern.

- **Organisiert bleiben**: Ein gutes Zeit- und Organisationsmanagement kann helfen, die Arbeitsbelastung zu bewältigen und Stress abzubauen. Finden Sie ein System, das für Sie funktioniert, und halten Sie sich daran.
- **Suchen Sie sich Mentoren**: Wenn möglich, **suchen Sie sich** einen erfahrenen Mentor, der Sie anleiten, Ihnen praktische Ratschläge geben und Ihnen helfen kann, sich in den ersten Phasen Ihrer Karriere zurechtzufinden.
- **Bleiben Sie** auf **dem Laufenden**: Abonnieren Sie Fachzeitschriften, beteiligen Sie sich an Online-Foren oder Diskussionsgruppen, um über die neuesten Nachrichten und Trends in diesem Bereich auf dem Laufenden zu bleiben.
- **Bereiten Sie sich auf schwierige Tage vor**: Nicht jeder Tag wird perfekt sein. Es wird Herausforderungen, Überraschungen und stressige Momente geben. Sie können mit einem vertrauenswürdigen Kollegen sprechen, meditieren oder in ein Tagebuch schreiben.
- **Feiern Sie Ihre Erfolge**: Auch kleine **Erfolge,** wie ein besonders dankbarer Patient oder eine gemeisterte Technik, verdienen es, gefeiert zu werden. Nehmen Sie sich die Zeit, Ihre Erfolge und die Ihres Teams zu würdigen.

Als Neuling in die Welt der Radiologie einzusteigen, kann einschüchternd sein, aber mit der richtigen Unterstützung, Vorbereitung und Einstellung kann es auch äußerst lohnend sein. Umfassen Sie jede Erfahrung als eine Gelegenheit, zu lernen und in Ihrer Karriere zu wachsen.

Kapitel 7

MATERIAL UND TECHNOLOGIE IN RADIOLOGIE

Verstehen, wie es funktioniert
Maschinen

• Wartung und Reinigung

Die Wartung und Reinigung von Radiologiegeräten ist von entscheidender Bedeutung, um deren optimale Funktion zu gewährleisten und die Sicherheit und das Wohlbefinden von Patienten und Personal sicherzustellen. Diese Aufgaben erfordern besondere Aufmerksamkeit, da sie sich direkt auf die Qualität der erzeugten Bilder und die allgemeine Effizienz der Abteilung auswirken.

1. Bedeutung von Wartung und Reinigung
   • **Zuverlässigkeit der Ausrüstung**: Eine gut gewartete Ausrüstung fällt seltener aus, wodurch Ausfallzeiten und damit verbundene Kosten verringert werden.
   • Bildqualität: Saubere und gut gewartete Maschinen erzeugen bessere Bilder, die für eine genaue Diagnose unerlässlich sind.
   • **Sicherheit von Patienten und Personal**: Die Wartung verringert das Risiko einer versehentlichen Strahlenexposition und stellt sicher, dass die Schutzvorrichtungen ordnungsgemäß funktionieren. Darüber hinaus minimiert eine saubere Ausrüstung das Risiko von nosokomialen Infektionen.

2. Wartungsverfahren
   • **Vorbeugende Wartung**: Hierzu gehören regelmäßige Inspektionen und die Wartung der Ausrüstung, um mögliche Ausfälle zu verhindern. Dazu gehören die Kalibrierung, die Aktualisierung der Software, der Austausch von verschlissenen Teilen und Leistungstests.
   • **Korrektive Wartung**: Sie wird als Reaktion auf einen Fehler oder eine Störung durchgeführt. Sie dient der

Reparatur oder dem Austausch von defekten Teilen der Ausrüstung.

3. Reinigungsprotokolle
- **Tägliche Reinigung**: Entfernen Sie Staub und Schmutz mit weichen Tüchern. Oberflächen, die häufig berührt werden, wie Knöpfe und Griffe, sollten mit milden Desinfektionsmitteln gereinigt werden, um die Verbreitung von Keimen zu verhindern.
- **Gründliche Reinigung**: Je nach Häufigkeit der Nutzung und den Empfehlungen des Herstellers sollte eine gründlichere Reinigung durchgeführt werden. Dies kann die Verwendung spezieller Desinfektionslösungen und die teilweise Demontage des Geräts für eine gründliche Reinigung beinhalten.
- **Reinigung nach Kontamination**: Bei Kontakt mit Körperflüssigkeiten oder anderen Verunreinigungen ist eine sofortige Reinigung und Desinfektion unerlässlich.

4. Ausbildung und Sensibilisierung
- Das Personal, das die Ausrüstung benutzt, muss in den entsprechenden Reinigungs- und Wartungsprotokollen geschult werden. Dadurch wird sichergestellt, dass alle auf der gleichen Wellenlänge sind und die Standards einhalten.
- Es ist auch entscheidend, sich der Anzeichen bewusst zu sein, die darauf hindeuten, dass ein Gerät gewartet werden muss, wie z. B. Veränderungen in der Bildqualität, ungewöhnliche Geräusche oder wiederkehrende Fehlfunktionen.

5. Dokumentation und Nachbereitung
- Alle Wartungs- und Reinigungsmaßnahmen sollten protokolliert werden. Dies gewährleistet eine angemessene Nachverfolgung und hilft, Trends oder wiederkehrende Probleme zu erkennen.

Letztendlich geht es bei der Wartung und Reinigung in der Radiologie nicht nur darum, die Geräte in gutem Zustand zu halten. Es geht darum, sicherzustellen, dass jeder Patient in einer sicheren und hygienischen Umgebung eine Behandlung von höchster Qualität erhält.

• Jüngste und zukünftige Innovationen

Die Radiologie ist, wie viele andere medizinische Bereiche auch, dank des technologischen Fortschritts und wissenschaftlicher Entdeckungen ständig in Bewegung. Im Folgenden erhalten Sie einen Überblick über die jüngsten Innovationen sowie über zukünftige Trends, die die Landschaft der medizinischen Bildgebung in den kommenden Jahren prägen könnten.

1. Jüngste Innovationen
   - **Künstliche Intelligenz (KI) und maschinelles Lernen**: Diese Technologien helfen Radiologen dabei, Bilder schneller und genauer zu analysieren. Algorithmen können Anomalien erkennen, die das menschliche Auge übersehen könnte.
   - **Digitale Radiologie**: Es ist weniger Strahlung erforderlich, um qualitativ hochwertige Bilder zu erzeugen, wodurch die Strahlenbelastung für die Patienten verringert wird.
   - **Hybrid-Bildgebung**: Technologien wie PET-MRI kombinieren Bildgebungsmodalitäten, um ein vollständigeres Bild des menschlichen Körpers zu liefern.
   - **3D- und 4D-Bildgebung**: Diese Techniken bieten einen detaillierteren und dynamischeren Blick auf die inneren Strukturen, was besonders in der Geburtshilfe und der Kardiologie nützlich ist.

2. Erwartete Innovationen
- **Augmented Radiology**: Der Einsatz von Augmented Reality könnte Radiologen dabei helfen, während eines Eingriffs in Echtzeit Röntgenbilder über den Körper des Patienten zu legen.
- **Automatisierung**: Mit zunehmender Entwicklung der KI könnten viele Prozesse automatisiert werden, z. B. die Terminvereinbarung, die Einteilung von Fällen nach Dringlichkeit und sogar die erste Analyse von Bildern.
- **Tragbare Technologien**: Wie tragbare Ultraschallgeräte könnten auch andere bildgebende Verfahren kompakter werden, sodass Ärzte ihre Geräte mit sich führen können.
- **Molekulare Bildgebung**: Diese Technologie geht über die Visualisierung von Strukturen hinaus und zeigt, was auf molekularer Ebene geschieht, was wertvolle Informationen über Krankheiten und deren Verlauf liefert.
- **Fernunterricht und Teleradiologie**: Mit den Fortschritten in der Kommunikationstechnologie ist es wahrscheinlich, dass immer mehr Schulungen und Diagnosen als Fernunterricht durchgeführt werden, sodass Radiologen von überall aus arbeiten und lernen können.
- **Prädiktive Bildgebung**: Mithilfe von KI und gründlicher Datenanalyse könnte es möglich sein, anhand von Bildern den Verlauf einer Krankheit oder die Anfälligkeit eines Patienten für bestimmte Zustände vorherzusagen.

3. Herausforderungen und Überlegungen
Während diese Innovationen große Versprechungen bieten, kommen sie auch mit Herausforderungen. Der Schutz von Patientendaten, die Notwendigkeit einer ständigen Weiterbildung für Angehörige der Gesundheitsberufe und die hohen Kosten einiger neuer Technologien sind wichtige

Anliegen. Darüber hinaus ist es entscheidend, sicherzustellen, dass diese Innovationen die Genauigkeit und Effizienz erhöhen, ohne die Qualität der Pflege zu beeinträchtigen.

Die Radiologie steht an der Spitze vieler aufregender Fortschritte in der Medizin, und die kommenden Jahre werden voller Entdeckungen und Innovationen sein, die das Fachgebiet weiter verändern werden.

Zubehör und Zusatzausstattungen

• Untersuchungstische, Bezüge und Kissen

In einer Röntgenabteilung sind der Komfort und die Sicherheit des Patienten von größter Bedeutung. Untersuchungsliegen, Bezüge und Kissen spielen hierbei eine wesentliche Rolle. Diese Elemente sorgen nicht nur für das Wohlbefinden des Patienten, sondern auch für die Qualität der erstellten Bilder.

1. Prüfungstabellen
   * **Ergonomisches Design**: Die Untersuchungstische sind modern und auf maximalen Komfort ausgelegt. Sie sind höhenverstellbar und können in verschiedene Richtungen geneigt oder verschoben werden, um sich an verschiedene Arten von Röntgenuntersuchungen anzupassen.
   * Belastbarkeit: Die Tische sind so konstruiert, dass sie Patienten mit unterschiedlichem Gewicht tragen können, je nach Modell bis zu 200 kg oder mehr.
   * **Technologieintegration**: Viele Tische sind mit integrierten Sensoren und anderen Technologien ausgestattet, die direkt mit dem Radiologiegerät interagieren und so die Bildaufnahme erleichtern.

2. Tischbezüge

- **Infektionsschutz**: Einwegbezüge werden verwendet, um das Risiko der Ausbreitung von Infektionen zu minimieren. Sie werden nach jedem Patienten abgenommen und ersetzt.
- **Erhöhter Komfort**: Einige Bezüge sind gepolstert oder aus weichen Materialien hergestellt, um den Komfort des Patienten während der Untersuchung zu erhöhen.
- **Benutzerfreundlichkeit**: Sie sind oft so konzipiert, dass sie leicht zu entfernen und wegzuwerfen sind, was eine optimale Hygiene bei minimalem Aufwand gewährleistet.

3. Kissen und Stützen

- **Genaue Positionierung**: Die Kissen sind wichtig, um den Patienten genau zu positionieren und so die bestmögliche Bildqualität zu gewährleisten. Sie können unter dem Kopf, dem Hals, den Knien oder anderen Körperteilen platziert werden.
- **Reduzierte Bewegungen**: Die Kissen helfen auch dabei, den Patienten zu stabilisieren, indem sie unwillkürliche Bewegungen reduzieren, die die Bildqualität beeinträchtigen könnten.
- **Strahlendurchlässige Materialien**: Diese Kissen werden oft aus speziellen Materialien hergestellt, die die Strahlung nicht beeinträchtigen und so sicherstellen, dass sie auf Röntgenbildern nicht sichtbar sind.
- **Hygiene und Reinigbarkeit**: Wie bei den Untersuchungstischen ist es auch bei den Polstern und Auflagen entscheidend, dass sie leicht zu reinigen und zu desinfizieren sind.

Untersuchungsliegen, Bezüge und Kissen spielen in der Radiologie eine unauffällige, aber entscheidende Rolle. Sie sorgen für den Komfort des Patienten und gewährleisten gleichzeitig die Qualität der Bilder. Da sich die Technologie weiterentwickelt, sind weitere Innovationen bei diesen Geräten zu erwarten, die Funktionalität, Sicherheit und Komfort auf noch effektivere Weise miteinander verbinden.

• Fixierungsvorrichtungen und Lagerungshilfen

Fixierungen und Lagerungshilfen sind entscheidend, um sicherzustellen, dass der Patient bei radiologischen Verfahren stabil und in der richtigen Position bleibt. Dies hilft nicht nur, qualitativ hochwertige Bilder zu erhalten, sondern gewährleistet auch die Sicherheit und den Komfort des Patienten. Hier finden Sie eine ausführliche Erklärung dieser Hilfsmittel und ihrer Bedeutung.

1. Warum werden Fixierungen und Lagerungshilfen verwendet?
  * **Bewegung reduzieren**: Jede noch so kleine Bewegung kann dazu führen, dass ein Bild verschwommen oder weniger klar ist, was die Diagnose erschwert.
  * **Für Komfort sorgen**: Die richtige Lagerung eines Patienten kann dessen Unbehagen verringern, insbesondere bei längeren Untersuchungen.
  * **Schützen Sie den Patienten**: Bei einigen Verfahren ist es wichtig, dass der Patient in einer bestimmten Position bleibt, um Verletzungen zu vermeiden.

2. Arten von Fixierungsvorrichtungen
  * **Klettbänder**: Diese verstellbaren Bänder können verwendet werden, um die Gliedmaßen des Pflegebedürftigen sanft in Position zu halten.
  * **Schienen**: Werden hauptsächlich zur Ruhigstellung eines bestimmten Körperteils, z. B. eines Arms oder Beins, verwendet.
  * **Gurte und Gürtel**: Können zur Stabilisierung des Rumpfes des Patienten verwendet werden.

3. Positionierungshilfen

- **Wedges und Schaumstoffblöcke**: Diese oftmals strahlendurchlässigen Vorrichtungen helfen dabei, einen Körperteil anzuheben oder zu stützen, um den gewünschten Winkel für die Bildgebung zu erreichen.
- **Aufblasbare Kissen**: Sie können so eingestellt werden, dass sie die richtige Menge an Unterstützung bieten, wo es nötig ist.
- **Lagerungsgurte**: Sie können verwendet werden, um den Patienten in einer bestimmten Position zu halten, z. B. bei einer Untersuchung der Wirbelsäule.
- **Lagerungsplatten**: Diese starren Platten können unter dem Patienten platziert werden, um ihm eine stabile Stütze zu bieten.

4. Überlegungen bei der Verwendung von Fixierungen und Lagerungshilfen

- **Kommunikation**: Es ist wichtig, dem Patienten zu erklären, warum das Gerät benötigt wird, und dafür zu sorgen, dass er sich während des gesamten Verfahrens wohlfühlt.
- **Regelmäßige Überprüfung**: Das Personal sollte regelmäßig überprüfen, ob das Gerät nicht zu fest sitzt oder unbequem ist.
- **Ausbildung**: Das Personal sollte angemessen darin geschult werden, wie und wann diese Geräte zu verwenden sind, wobei bewährte Verfahren und Sicherheitsprotokolle zugrunde gelegt werden sollten.

Fixierungs- und Lagerungshilfen spielen in der Radiologie eine entscheidende Rolle. Sie sorgen dafür, dass die Bilder klar und scharf sind, und stellen sicher, dass der Patient sicher ist und sich wohlfühlt. Durch den korrekten Einsatz dieser Hilfsmittel können Radiologiefachkräfte eine qualitativ hochwertige Versorgung bieten und gleichzeitig das Wohlbefinden ihrer Patienten sicherstellen.

Bedeutung der Zusammenarbeit mit Radiologietechnikern

Die Welt der Radiologie ist komplex und multidisziplinär und erfordert die enge Zusammenarbeit verschiedener Berufsgruppen, um effektiv zu funktionieren. Eine der entscheidendsten Partnerschaften ist die zwischen der Pflegekraft und dem Radiologietechniker. Die Komplementarität ihrer Rollen ist entscheidend, um die Qualität der Pflege, die Sicherheit der Patienten und die Effizienz der Dienstleistung zu gewährleisten. Lassen Sie uns die Bedeutung dieser Zusammenarbeit im Detail betrachten.

1. Ergänzende Fachkenntnisse und Fähigkeiten
   - **Rolle des Radiologietechnikers**: Sie sind speziell für die Bedienung von Röntgengeräten ausgebildet, interpretieren ärztliche Anordnungen und führen Untersuchungen unter den erforderlichen technischen Bedingungen durch.
   - **Rolle der Pflegekraft**: Sie unterstützen die Patienten während des gesamten Prozesses, indem sie für Komfort und Sicherheit sorgen und sicherstellen, dass sie für die Untersuchung richtig positioniert sind.

2. Verbesserung der Qualität der Pflege
   - **Vorbereitung des Patienten**: Die Pflegekraft spielt eine entscheidende Rolle bei der Vorbereitung des Patienten auf die Untersuchung, indem sie sicherstellt, dass alle Metallgegenstände entfernt werden, das Verfahren erklärt und ängstliche Patienten beruhigt.
   - **Genaue Positionierung**: Durch ihre Zusammenarbeit stellen der Techniker und die Pflegekraft sicher, dass der Patient richtig positioniert ist, was für qualitativ hochwertige Bilder entscheidend ist.

3. Erhöhung der Effektivität des Dienstes

- **Optimierter Arbeitsablauf**: Eine gute Kommunikation zwischen Pflegekräften und Technikern stellt sicher, dass die Patienten rechtzeitig bereitstehen und gelagert werden, wodurch Verzögerungen vermieden werden.
- **Austausch über besondere Bedürfnisse**: Wenn ein Patient besondere Pflege benötigt oder besondere Bedürfnisse hat, kann die Pflegekraft den Techniker im Vorfeld darüber informieren.

4. Sicherheit des Patienten

- **Kontinuierliche Überwachung**: Während der Techniker sich auf das Gerät und die Erstellung klarer Bilder konzentriert, kann der Pfleger das Wohlbefinden des Patienten überwachen und sicherstellen, dass er keine Schmerzen oder Beschwerden hat.
- **Notfallmaßnahmen**: Bei Problemen, wie z. B. einer allergischen Reaktion auf das Kontrastmittel, ist eine schnelle und effektive Zusammenarbeit zwischen der Pflegekraft und dem Techniker unerlässlich.

5. Berufliche Entwicklung

- **Gegenseitiges Lernen**: Wenn sie Seite an Seite arbeiten, können Pflegehelfer/innen und Techniker/innen voneinander lernen und so ihr Verständnis für die verschiedenen Aspekte der Radiologie erweitern.
- **Feedback**: Ein Techniker kann dem Helfer wertvolle Rückmeldungen geben, wie er die Positionierung des Patienten oder die Vorbereitung verbessern kann und umgekehrt.

Die Zusammenarbeit zwischen Krankenpflegehelfern und Radiologietechnikern ist mehr als die Summe ihrer Teile. Gemeinsam sorgen sie dafür, dass die Radiologieabteilung reibungslos funktioniert, die Patienten eine qualitativ hochwertige Versorgung erhalten und die erstellten Bilder präzise und informativ sind. Diese Symbiose ist für den Erfolg jeder Radiologieabteilung von entscheidender Bedeutung.

Kapitel 8

GESUNDHEIT UND WOHLBEFINDEN DES PFLEGEHELFERS

Burnout erkennen und vorbeugen

Burnout oder berufliche Erschöpfung ist ein komplexes Syndrom, das jeden betreffen kann, insbesondere Angehörige der Gesundheitsberufe. Für diejenigen, die in der Radiologie arbeiten, können die besonderen Herausforderungen des Berufs, der ständige Druck und die langen Arbeitszeiten zu diesem Phänomen führen. Es ist entscheidend, die frühen Anzeichen zu erkennen und vorbeugende Maßnahmen zu ergreifen, um das Wohlbefinden des Personals zu gewährleisten.

1. Burnout verstehen
- **Definition Definition**: Burnout ist gekennzeichnet durch emotionale Erschöpfung, Depersonalisierung (ein Gefühl der Entfremdung von den Patienten oder der Arbeit) und ein reduziertes Gefühl der Selbstverwirklichung.
- **Risikofaktoren in der Radiologie**: Hohe Arbeitsbelastung, Druck, Fehler zu minimieren, sich ständig weiterentwickelnde Technologie, die ständige Weiterbildung erfordert, anspruchsvolle Patient-Pflegekraft-Interaktionen und mögliche Isolation in dunklen Bereichen ohne direkten Kontakt zu anderen Kollegen.

2. Anzeichen und Symptome
- **Emotional**: Gefühl der Leere, Verlust des Einfühlungsvermögens, Reizbarkeit, Gefühl der Isolation und erhöhte Empfindlichkeit gegenüber Kritik.
- **Körperlich**: Chronische Müdigkeit, Schlafstörungen, Kopf- oder Muskelschmerzen und geschwächte Immunität.
- **Verhalten**: Prokrastination, Vernachlässigung von Aufgaben, Verspätung oder Abwesenheit am Arbeitsplatz und soziale Isolation.

- **Kognitiv**: Konzentrationsschwierigkeiten, häufiges Vergessen und impulsive Entscheidungen.

3. Vorbeugende Maßnahmen
- **Work-Life-Balance**: Es ist wichtig, Zeit für sich selbst zu haben, um sich zu entspannen und Aktivitäten außerhalb der Arbeit nachzugehen.
- **Regelmäßige Pausen**: Machen Sie während des Tages kurze, aber häufige Pausen, um sich zu entspannen und Abstand von der Arbeitsumgebung zu gewinnen.
- **Soziale Unterstützung**: Pflegen Sie starke Beziehungen zu Kollegen und suchen Sie Unterstützung, wenn Sie sich überfordert fühlen.
- **Ausbildung und Mentoring**: Der Zugang zu Fortbildungs- und Mentoringmöglichkeiten kann Ihnen helfen, sich kompetenter und weniger isoliert zu fühlen.
- Zeitmanagement **und Delegation**: Lernen Sie, Ihre Zeit effektiv zu nutzen und Aufgaben zu delegieren, wenn dies möglich ist.

4. Institutionelle Unterstützung
- **Sensibilisierung der Führungskräfte**: Die Einrichtungen müssen die Bedeutung des Wohlbefindens der Mitarbeiter anerkennen und Maßnahmen zur Verringerung des Burnout-Risikos einführen.
- **Wellness-Programme**: Bereitstellung von Ressourcen wie Beratung, Workshops zur Stressbewältigung und Entspannungsräume.
- **Regelmäßiges Feedback**: Führen Sie regelmäßige Gespräche mit den Mitarbeitern, um ihre Anliegen zu besprechen und die Arbeitsbelastung gegebenenfalls anzupassen.

5. Hilfe suchen
- Wenn eine Fachkraft einen beginnenden Burnout vermutet, ist es entscheidend, eine Fachkraft für psychische Gesundheit zu konsultieren. Wenn Sie das Problem frühzeitig erkennen und Hilfe suchen, können Sie schlimmere Folgen verhindern.

Burnout in der Radiologie kann schwerwiegende Folgen haben, nicht nur für die Fachkraft selbst, sondern auch für die Qualität der Patientenversorgung. Das Erkennen früher Anzeichen und das Ergreifen vorbeugender Maßnahmen sind entscheidend, um das Wohlbefinden und die psychische Gesundheit von Radiologiefachkräften zu gewährleisten.

Die Bedeutung der körperlichen Gesundheit: Prävention von Muskel- und Skelettverletzungen

Radiologiefachkräfte, einschließlich Arzthelfer/innen und Techniker/innen, verbringen oft viele Stunden in unergonomischen Körperhaltungen, bewegen schwere Geräte oder helfen bei der Lagerung von Patienten. Dadurch sind sie einem erhöhten Risiko von Muskel- und Skelettverletzungen ausgesetzt. Die Prävention dieser Verletzungen ist entscheidend, um das Wohlbefinden des Personals und die Kontinuität der Patientenversorgung zu gewährleisten.

1. Muskel- und Skelettverletzungen verstehen
- **Definition**: Verletzungen, die das Muskel-Skelett-System betreffen, einschließlich Muskeln, Sehnen, Bändern, Nerven, Bandscheiben und Blutgefäßen.
- **Häufige Ursachen in der Radiologie**: Repetitive Bewegungen, unsachgemäßes Heben, lange

Körperhaltung, Überkopfarbeiten und unsachgemäßer Umgang mit Patienten.

2. Identifizierung der Risiken

- **Schwere Geräte**: Pflegehelfer/innen und Techniker/innen bewegen häufig Geräte, z. B. Untersuchungstische oder Fixierungsvorrichtungen.
- **Patientenlagerung**: Patienten beim Auf- und Absteigen vom Tisch oder bei der richtigen Positionierung für eine Untersuchung zu helfen, kann Rücken und Gliedmaßen belasten.
- Längere **Körperhaltungen**: Langes Stehen kann Schmerzen und Verletzungen verursachen, vor allem wenn die Körperhaltung nicht stimmt.

3. Vorbeugende Maßnahmen

- **Ergonomieschulung**: Bieten Sie Schulungen zu ergonomischen Grundsätzen an, in denen die Mitarbeiter lernen, wie sie effektiv arbeiten und gleichzeitig ihre Gesundheit schützen können.
- **Mechanische Hilfen**: Verwenden Sie Hilfsmittel zum Heben und Bewegen von Patienten oder Geräten, um die körperliche Belastung des Personals zu verringern.
- **Arbeitsplatzgestaltung**: Stellen Sie sicher, dass sich die Ausrüstung in einer angemessenen Höhe befindet, sodass Sie sich möglichst wenig bücken oder strecken müssen.
- **Pausen und Stretching**: Regelmäßige Pausen und Stretching-Routinen sollten gefördert werden, um Muskelverspannungen zu vermeiden.

4. Sensibilisierung und Präventionskultur

- **Unterstützung durch das** Management: Es ist entscheidend, dass das Management die Bedeutung der Prävention von Muskel- und Skelettverletzungen versteht und die notwendigen Ressourcen bereitstellt.

- **Regelmäßiges Feedback**: Geben Sie den Mitarbeitern die Möglichkeit, potenzielle Probleme zu melden, und fördern Sie eine offene Kommunikation über Risiken.

5. Schnelles Eingreifen
- Wenn es zu einer Verletzung kommt, ist es entscheidend, schnell einzugreifen. Frühzeitige Rehabilitation und Wiedereingliederung können verhindern, dass eine kleine Verletzung chronisch wird.

Die körperliche Gesundheit von Radiologiefachkräften ist von entscheidender Bedeutung, nicht nur für ihr persönliches Wohlbefinden, sondern auch für die Gewährleistung einer qualitativ hochwertigen Patientenversorgung. Die Erkennung und Prävention von Muskel- und Skelettverletzungen sollte für alle Gesundheitseinrichtungen eine Priorität sein. Durch Investitionen in Ausbildung, Ausrüstung und eine Kultur der Prävention kann das Risiko dieser Verletzungen stark reduziert werden.

Psychische Gesundheit in einem medizinischen Umfeld

Die psychische Gesundheit des medizinischen Personals ist ein wesentlicher Faktor für die Gewährleistung einer qualitativ hochwertigen Patientenversorgung. Das medizinische Umfeld mit seinen Herausforderungen, Notfällen und ständigem Stress kann sich erheblich auf das emotionale Wohlbefinden des Personals auswirken. Daher ist es von entscheidender Bedeutung, die besonderen Herausforderungen im Zusammenhang mit der psychischen Gesundheit in diesem Umfeld zu verstehen und geeignete Unterstützungsmaßnahmen zu entwickeln.

1. Erkennen Sie die einzigartigen Herausforderungen des medizinischen Umfelds.
   - **Emotionale Belastung**: Gesundheitsfachkräfte sind regelmäßig mit Krankheit, Leiden und manchmal auch mit dem Tod konfrontiert. Dies kann zu Gefühlen von Traurigkeit, Schuld und Hilflosigkeit führen.
   - **Arbeitsbelastung und unregelmäßige Arbeitszeiten**: Lange **Arbeitszeiten**, Nachtschichten und ständige Dringlichkeit können zu Burnout und anderen psychischen Problemen beitragen.
   - **Schwierige Interaktionen**: Ob mit Patienten, Familien oder sogar Kollegen, es kann zu Spannungen und Konflikten kommen, die zusätzlichen Stress verursachen.

2. Anzeichen für Probleme mit der psychischen Gesundheit
   - Sozialer Rückzug, Reizbarkeit oder Stimmungsschwankungen.
   - Verminderte Arbeitsleistung.
   - Schlaf- oder Appetitstörungen.
   - Anhaltende Gefühle von Traurigkeit, Angst oder Leere.
   - Ständige Müdigkeit oder Motivationsverlust.

3. Unterstützende Maßnahmen
   - **Programme zur Förderung des Wohlbefindens**: Die Einrichtungen können Programme einführen, die das Wohlbefinden der Mitarbeiter unterstützen, z. B. Workshops zur Stressbewältigung oder Gruppentherapiesitzungen.
   - **Entspannungsräume**: Entspannungs- oder Meditationsräume können den Mitarbeitern helfen, während ihrer Pausen abzuschalten.
   - **Supervision und Mentoring**: Es kann hilfreich sein, wenn die Mitarbeiter ihre Erfahrungen und Gefühle mit einem Supervisor oder Mentor besprechen können.

4. Ausbildung und Sensibilisierung
- Bieten Sie regelmäßige Schulungen zur Erkennung von Anzeichen psychischer Notlagen an.
- Sensibilisierung der Mitarbeiter dafür, wie wichtig es ist, auf die eigene psychische Gesundheit und die der Kollegen zu achten.

5. Schaffen Sie eine Kultur der Unterstützung
- Förderung einer Umgebung, in der sich die Fachkräfte sicher fühlen, um offen über ihre Bedenken oder Gefühle zu sprechen.
- Ermutigen Sie die Mitarbeiter, Hilfe zu suchen, wenn sie diese benötigen, ohne Angst vor Stigmatisierung zu haben.

6. Verfügbare Ressourcen
- Interne psychosoziale Dienste.
- Telefonhotlines oder Hilfsprogramme für Mitarbeiter.
- Selbsthilfegruppen oder Therapieworkshops.

Das psychische Wohlbefinden von Angehörigen der Gesundheitsberufe ist von entscheidender Bedeutung, nicht nur für ihre eigene Gesundheit, sondern auch für die Qualität der von ihnen geleisteten Pflege. Medizinische Einrichtungen müssen dieses Thema erkennen und aktiv angehen, indem sie geeignete Unterstützungsmaßnahmen einführen und ein Umfeld schaffen, in dem das psychische Wohlbefinden wertgeschätzt wird.

Ein Gleichgewicht aufbauen Arbeit-persönliches Leben

Die Vereinbarkeit von Beruf und Privatleben ist für viele Beschäftigte im Gesundheitswesen ein wichtiges Thema. Die anspruchsvolle Natur des medizinischen Sektors in Kombination mit der Verantwortung, sich um die Patienten zu kümmern, kann das Privatleben schnell verschlingen. Dieses Gleichgewicht ist jedoch für das allgemeine Wohlbefinden, die berufliche Zufriedenheit und die Qualität der Pflege von entscheidender Bedeutung. Hier finden Sie Strategien, um dieses Gleichgewicht aufzubauen und zu erhalten.

1. Erkennen Sie die Bedeutung von Gleichgewicht
   - **Gesundheit und Wohlbefinden**: Ein längeres Ungleichgewicht kann zu Stress, Müdigkeit und psychischen Problemen führen.
   - **Berufliche Effizienz**: Ruhe und Abschalten sind wichtig, um die Batterien aufzuladen und optimale Leistung am Arbeitsplatz zu erbringen.

2. Klare Grenzen setzen
   - **Arbeitszeiten**: Versuchen Sie, sich möglichst an feste Arbeitszeiten zu halten. Wenn Sie Überstunden machen müssen, stellen Sie sicher, dass sie die Ausnahme und nicht die Regel sind.
   - **Kommunikation**: Legen Sie klare Regeln für die berufliche Kommunikation außerhalb der Arbeitszeit fest.

3. Zeitmanagement und Planung
   - **Prioritäten**: Definieren Sie, was in Ihrer Arbeit und Ihrem Privatleben wichtig ist, und konzentrieren Sie sich darauf.
   - **Planung**: Nutzen Sie Planungsinstrumente wie Kalender oder Apps, um Ihre Zeit effizient zu verwalten.

4. Delegieren und um Hilfe bitten
   - **Am Arbeitsplatz**: Wenn bestimmte Aufgaben von anderen übernommen werden können, zögern Sie nicht, Aufgaben zu delegieren.

- **Zu Hause**: Teilen Sie die Verantwortung für den Haushalt mit Familienmitgliedern oder erwägen Sie, bestimmte Aufgaben, wie z. B. das Putzen, auszulagern.

5. Sich Zeit für sich selbst nehmen
- **Aktivitäten**: Finden Sie Aktivitäten, die Sie entspannen und Ihnen helfen, Dampf abzulassen.
- **Urlaub**: Nehmen Sie sich regelmäßig Urlaub, um sich zu erholen und neue Energie zu tanken.

6. Regelmäßige Neubewertung
- **Bewertung**: Nehmen Sie sich alle paar Monate Zeit, um über Ihre Work-Life-Balance nachzudenken und sie entsprechend anzupassen.
- **Feedback**: Sprechen Sie mit Verwandten und Kollegen, um Feedback zu Ihrer Ausgeglichenheit und zu möglichen Verbesserungsmöglichkeiten zu erhalten.

7. Nehmen Sie eine flexible Mentalität an
- **Anpassungsfähigkeit**: Die Umstände ändern sich, und es kann sein, dass Sie Ihr Gleichgewicht an neue Situationen anpassen müssen.
- **Loslassen**: Akzeptieren Sie, dass nicht immer alles perfekt sein kann, und lernen Sie, weniger wichtige Dinge loszulassen.

Ein ausgewogenes Verhältnis zwischen Arbeit und Privatleben im medizinischen Bereich zu finden, erfordert kontinuierliche Bemühungen und regelmäßige Selbstreflexion. Jede Fachkraft muss ihr eigenes Gleichgewicht finden, das auf ihren Bedürfnissen und Prioritäten beruht. Wenn medizinische Fachkräfte Zeit und Energie in dieses Gleichgewicht investieren, können sie nicht nur ihr eigenes Wohlbefinden verbessern, sondern auch die Qualität der von ihnen erbrachten Pflege.

Kapitel 9

**INTERAKTION
MIT
VERSCHIEDENE
PATIENTENPOPULATIONEN**

Arbeit mit Kindern in der Radiologie

• **Ablenkungs- und Beschwichtigungstechniken**

Im medizinischen Umfeld, insbesondere bei der medizinischen Bildgebung, können Patienten Angst, Schmerzen oder Unbehagen empfinden. Ablenkungs- und Beruhigungstechniken sind wertvolle Hilfsmittel, um diese unangenehmen Empfindungen zu reduzieren und die Erfahrung des Patienten zu verbessern. Sie sind besonders nützlich bei langwierigen oder potenziell unangenehmen Untersuchungen.

1. Warum sollten Sie Ablenkungstechniken einsetzen und Beschwichtigung?

- **Ängste abbauen**: Medizinische Verfahren können stressig sein. Ablenkung hilft, die Aufmerksamkeit des Patienten von seinen Ängsten abzulenken.
- **Verminderte Schmerzwahrnehmung**: Ablenkung kann die Schmerzwahrnehmung vermindern, indem der Geist anderweitig beschäftigt wird.
- **Kooperation erleichtern**: Ein entspannter und abgelenkter Patient ist oft kooperativer, was die Untersuchung flüssiger macht.

2. Techniken der Ablenkung
- Visuell:
    - Verwendung von entspannenden Videos oder Bildern.
    - Beobachtung von beweglichen oder leuchtenden Objekten.
- Auditive:
    - Hören Sie beruhigende Musik oder Naturgeräusche (z. B. das Geräusch von Regen oder Wellen).
    - Anhören von Erzählungen oder Geschichten

- Tastbar:
  - Verwendung von weichem oder strukturiertem Spielzeug.
  - Therapeutische Berührungstechniken.
- Mentale:
  - Geführte Atemtechniken.
  - Meditation oder Visualisierung.
  - Wortspiele oder Rätsel, um den Geist zu beschäftigen.

3. Beschwichtigungstechniken
- Physischer Kontakt:
  - Eine einfache Streicheleinheit oder eine beruhigende Berührung kann eine beruhigende Wirkung haben.
  - Eine leichte Massage bestimmter Bereiche (z. B. der Hände) kann entspannen.
- Kommunikation:
  - Ruhig mit dem Patienten sprechen, Schritte erklären
  - Aktiv den Sorgen des Patienten zuhören und ihn beruhigen.
- Atemtechniken:
  - Ermutigen Sie den Patienten, lange, tiefe und gleichmäßige Atemzüge zu machen.
  - Geführte Atmung kann helfen, den Herzschlag zu beruhigen und Ängste abzubauen.
- Umgebung:
  - Verwenden Sie eine weiche Beleuchtung.
  - Für eine angenehme Raumtemperatur sorgen.
  - Laute oder unerwartete Geräusche einschränken.

4. Ausbildung und Sensibilisierung der Mitarbeiter
Es ist von entscheidender Bedeutung, dass das Personal in der Anwendung dieser Techniken geschult und sensibilisiert ist. Die richtige Anwendung kann den

Unterschied zwischen einer traumatischen und einer positiven Patientenerfahrung ausmachen.

Ablenkungs- und Beruhigungstechniken sind wesentliche Hilfsmittel im medizinischen Bereich, um den Komfort und die Erfahrung des Patienten zu verbessern. Sie erfordern jedoch eine entsprechende Ausbildung und eine Anwendung, die auf jeden Einzelnen zugeschnitten ist und seinen Bedürfnissen und seiner Situation entspricht.

• Die besonderen Bedürfnisse von Kindern verstehen

Die Arbeit mit Kindern im medizinischen Umfeld, genauer gesagt in der medizinischen Bildgebung, erfordert ein gründliches Verständnis ihrer besonderen Bedürfnisse. Kinder sind nicht einfach "kleine Erwachsene". Sie haben einzigartige Reaktionen, Emotionen und Bedürfnisse, die je nach Alter, Entwicklung und früheren Erfahrungen variieren können.

1. Erkennen von Alter und Entwicklung
   - Säuglinge:
     - Können ruhig sein, wenn sie in den Schlaf gewiegt oder gefüttert werden.
     - Reagieren gut auf sanfte Berührungen und beruhigende Stimmen.
   - Kleinkinder (1-3 Jahre):
     - Oppositionsphase, können sich gegen die Befolgung von Anweisungen sträuben.
     - Spielzeug oder Ablenkungen können hilfreich sein.
     - Verständnis des Konzepts "Scheinspiel" zur Erklärung von Verfahren.
   - Vorschule (3-6 Jahre):
     - Beginnen, einfache Erklärungen zu verstehen

- Geschichten oder Analogien können helfen, Verfahren zu erklären.
- Grundschule (6-12 Jahre):
  - Müssen wissen, was passieren wird und warum.
  - Können viele Fragen stellen, um sich selbst zu beruhigen.
  - Wünschen sich häufig, einbezogen oder informiert zu werden.
- Jugendliche (12 Jahre und älter):
  - Möchten mit Respekt und nicht wie kleine Kinder behandelt werden.
  - Bedeutung von Vertraulichkeit und Autonomie.

2. Umgang mit Angst und Furcht

- **Altersgerechte Kommunikation**: Verwenden Sie eine Sprache und Erklärungen, die dem Alter des Kindes entsprechen.
- **Ablenkungen**: Bücher, Spielzeug, Videos oder Musik können helfen, das Kind während des Verfahrens abzulenken.
- **Anwesenheit der Eltern**: Die Anwesenheit eines Elternteils oder einer nahestehenden Person kann ein Kind oft beruhigen. Es ist jedoch wichtig, die Eltern anzuleiten, wie sie ihrem Kind beistehen und es beruhigen können.

3. Physische Bedürfnisse

- **Größe und Körperbau**: Die Geräte und Techniken müssen an die Größe und den Körperbau von Kindern angepasst sein.
- **Empfindlichkeit**: Kinder können empfindlicher auf Schmerzen oder Unwohlsein reagieren, sodass Anpassungen oder die Anwendung von Beruhigungstechniken erforderlich sind.

4. Das Kind respektieren
- **Autonomie**: Auch wenn sie noch jung sind, ist es wichtig, das Bedürfnis der Kinder nach Autonomie anzuerkennen. Fragen Sie sie, wenn möglich, nach ihrer Meinung.
- **Vertraulichkeit**: Respektieren Sie die Privatsphäre des Kindes, auch wenn die Eltern anwesend sind.

5. Vorbereitung und Nachbereitung
- Vorbereiten: Erklären Sie dem Kind (und den Eltern) vor dem Eingriff, was passieren wird. Das kann helfen, Ängste abzubauen.
- Nachbesprechung: Nehmen Sie sich nach der Prüfung Zeit, um mit dem Kind zu sprechen, ihm zu seinem Mut zu gratulieren und eventuelle Fragen zu beantworten.

Die besonderen Bedürfnisse von Kindern in der medizinischen Bildgebung zu verstehen und auf sie einzugehen, ist entscheidend für eine qualitativ hochwertige Pflege und positive Erfahrungen für das Kind und seine Familie. Dies erfordert Geduld, Einfühlungsvermögen und eine spezielle Ausbildung des Gesundheitspersonals.

Mit älteren Menschen arbeiten

• Verständnis für häufige Probleme wie Demenz

Demenz ist aufgrund der alternden Demografie in vielen Ländern eine wachsende Herausforderung. Für Pflegehilfskräfte in der medizinischen Bildgebung ist es entscheidend, Demenz zu verstehen und über die Fähigkeiten zu verfügen, Patienten mit dieser Erkrankung effektiv zu betreuen. Dieses Kapitel untersucht die Natur der Demenz, wie sie sich auf den Patienten auswirkt und Strategien für einen angemessenen Umgang mit Demenz in der medizinischen Bildgebung.

1. Was ist Demenz?
- Definition und Typen:
    - Demenz ist keine spezifische Krankheit. Es ist ein allgemeiner Begriff für eine Abnahme der kognitiven Fähigkeiten, die schwerwiegend genug ist, um das tägliche Leben zu beeinträchtigen.
    - Alzheimer-Krankheit, vaskuläre Demenz, Lewy-Körperchen-Demenz usw.
- Häufige Symptome:
    - Gedächtnisverlust, Kommunikationsschwierigkeiten, Verlust des Urteilsvermögens, Verwirrung, Desorientierung.

2. Auswirkungen auf die Erfahrung in der medizinischen Bildgebung
- **Unvorhersehbares Verhalten**: Ein Demenzkranker kann von einem Tag auf den anderen anders reagieren.
- **Erhöhte Empfindlichkeit**: Geräusche, Lichter oder einfach eine veränderte Umgebung können Angst oder Unruhe auslösen.
- **Schwierigkeiten, Anweisungen zu befolgen**: Es kann sein, dass Patienten einfache Anweisungen nicht verstehen oder schnell vergessen.

3. Strategien für die Betreuung
- Schaffen Sie eine ruhige Umgebung:
    - Reduzieren Sie übermäßige Reize wie laute Geräusche.
    - Verwenden Sie, wenn möglich, eine weiche Beleuchtung.
- Klare und einfache Kommunikation:
    - Langsam und deutlich sprechen.

- Kurze Sätze und einfache Anweisungen verwenden.
- Vermeiden Sie medizinischen Fachjargon.
- Validierungstechniken anwenden:
  - Anstatt den Patienten ständig zu korrigieren, treten Sie in seine Welt ein. Wenn ein Patient nach seinem verstorbenen Ehemann sucht, könnte man statt zu sagen "Er ist verstorben" sagen: "Erzählen Sie mir mehr über Ihren Mann".
- Anwesenheit einer nahestehenden Person:
  - Wenn ein Familienmitglied oder eine Pflegekraft während des Verfahrens bei dem Patienten ist, kann dies eine beruhigende Wirkung haben.
- Techniken zur Ablenkung:
  - Beruhigende Musik, entspannende Bilder oder einfach nur das Reden über ein Thema, das der Patient mag, können die Aufmerksamkeit von den stressigen Aspekten der Untersuchung ablenken.
- Flexibilität:
  - Seien Sie bereit, sich der Situation anzupassen. Wenn eine Methode nicht funktioniert, probieren Sie eine andere aus.

4. Ausbildung und Sensibilisierung der Mitarbeiter
- **Spezifische Ausbildung**: Das Personal sollte im Umgang mit Demenzkranken geschult werden, einschließlich des Verständnisses der Erkrankung, effektiver Kommunikation und Interventionstechniken bei schwierigem Verhalten.
- **Simulationen**: Organisieren Sie Simulationssitzungen, in denen das Personal Szenarien mit Demenzpatienten (Schauspielern oder geschultem Personal) üben kann.

Die Betreuung von Demenzpatienten in der medizinischen Bildgebung ist eine Herausforderung, die Geduld,

Verständnis und Schulung erfordert. Indem sie den Zustand verstehen und den Pflegeansatz anpassen, können Pflegehilfskräfte dazu beitragen, die Erfahrung für den Patienten und seine Familie so positiv und stressfrei wie möglich zu gestalten.

• Techniken zur Unterstützung der eingeschränkten Mobilität

Die Betreuung von Patienten mit eingeschränkter Mobilität in der medizinischen Bildgebung ist eine grundlegende Verantwortung der Pflegekraft. Diese Patienten erfordern spezielle Herangehensweisen, um ihre Sicherheit, ihren Komfort und die Qualität der erhaltenen Bilder zu gewährleisten. Dieses Kapitel behandelt die wichtigsten Techniken und Empfehlungen zur Unterstützung dieser Patienten bei bildgebenden Verfahren.

1. Eingeschränkte Mobilität verstehen
   • Verschiedene Arten von Begrenzungen:
   • Paralyse
   • Muskelschwäche
   • Gleichgewichtsstörungen
   • Orthopädische Probleme
   • Postoperative Einschränkungen
   • Müdigkeit aufgrund chronischer Krankheiten

2. Erste Bewertung
   • Krankengeschichte des Patienten:
   • Die Ursache der Einschränkung zu kennen, hilft dabei, den besten Ansatz zu bestimmen.
   • Grad der Mobilität des Patienten:
   • Kann der Patient selbstständig, mit Hilfe oder gar nicht gehen?
   • Benutzt er/sie Mobilitätshilfen wie einen Gehstock, eine Gehhilfe oder einen Rollstuhl?

3. Techniken zur Unterstützung
   - Transfers:
     - **Stehend bis stehend**: Stützen Sie den Patienten am Rumpf oder an der Taille ab.
     - **Stuhl am Untersuchungstisch**: Verwendung von Transferbrettern, Rutsch- oder Hebehilfen.
     - **Rollstuhl am Untersuchungstisch**: Stellen Sie sicher, dass die Bremsen des Rollstuhls angezogen sind und verwenden Sie ggf. ein Transferbrett.
   - Positionierung auf dem Untersuchungstisch:
     - Verwendung von Kissen und Polstern zur Unterstützung.
     - Achten Sie darauf, dass der Patient stabil und bequem sitzt.

4. Spezialisierte Ausrüstung
   - **Lifter**: Mechanische Geräte, die beim Heben und Bewegen schwerer oder unkooperativer Patienten helfen können.
   - **Transferbrett**: Ein flaches, stabiles Brett, das dabei hilft, den Patienten von einer Oberfläche auf eine andere zu schieben.

5. Kommunikation mit dem Patienten
   - **Erklären Sie jeden Schritt**: Informieren Sie den Patienten darüber, was Sie tun werden, bevor Sie es tun.
   - **Hören Sie sich die Sorgen des Patienten an**: Es ist wichtig, die Einschränkungen und möglichen Schmerzen zu verstehen.

6. Sicherheit
   - **Geeignete Hebetechniken**: Um Verletzungen zu vermeiden, ist es entscheidend, mit den Beinen und nicht mit dem Rücken zu heben.

- **Hilfe holen**: Bei schwereren Patienten oder solchen, die besondere Aufmerksamkeit benötigen, sollten Sie immer zusätzliche Hilfe anfordern.
- **Vermeiden Sie Ausrutschen und Stürze**: Sorgen Sie dafür, dass der Boden trocken ist, verwenden Sie rutschfeste Schuhe und räumen Sie mögliche Hindernisse aus dem Weg.

Die Unterstützung von Patienten mit eingeschränkter Mobilität erfordert Geduld, Einfühlungsvermögen und eine entsprechende Ausbildung. Die Pflegekraft spielt eine entscheidende Rolle, um sicherzustellen, dass diese Patienten eine qualitativ hochwertige Pflege erhalten, bei der ihre Würde und ihr Komfort gewahrt bleiben. Mithilfe geeigneter Techniken und einer angemessenen Ausrüstung können die Sicherheit und das Wohlbefinden des Patienten und der Pflegekraft gewährleistet werden.

Patienten mit besonderen Bedürfnissen: Behinderungen, Angststörungen usw.

Im Rahmen der medizinischen Versorgung ist jeder Patient einzigartig, und manche Patienten benötigen aufgrund ihrer spezifischen Bedürfnisse besondere Aufmerksamkeit und Betreuung. Das Verständnis und der angemessene Umgang mit diesen Bedürfnissen sind entscheidend, um die Sicherheit, den Komfort und die Achtung aller Patienten bei bildgebenden Verfahren zu gewährleisten.

1. Patienten mit körperlichen Behinderungen
    - Beurteilung der Behinderung:
    - Art der Behinderung (Paraplegie, Quadriplegie, Amputation usw.)
    - Grad der Mobilität
    - Bedarf an Ausrüstung (Rollstühle, Prothesen usw.)

- Transfer- und Hilfstechniken:
- Anpassung der Transfertechniken
- Verwendung von Spezialausrüstung
- Kommunikation:
- Sprechen Sie direkt mit dem Patienten und nicht mit seiner Begleitperson
- Den Patienten fragen, wie er sich Hilfe wünscht

2. Patienten mit Sinnesbehinderungen
- Hörbeeinträchtigungen:
- Verwendung von Zeichensprache, wenn möglich
- Schriftliche Anweisungen bereitstellen
- Für eine gute Beleuchtung beim Lippenlesen sorgen
- Sehbehinderungen:
- Beschreiben Sie die Verfahren und die Umgebung
- Den Patienten bei Bedarf körperlich führen

3. Angststörungen und andere psychische Störungen
- Erkennen von Anzeichen von Angst:
- Schweißausbrüche, Zittern, schnelles Atmen
- Beschwichtigungstechniken:
- Tiefe Atmung
- Beruhigende Musik oder weiße Geräusche
- Einfühlsame Kommunikation:
- Den Patienten beruhigen
- Jeden Schritt erklären

4. Kognitive Störungen
- Demenz, Alzheimer, etc:
- Kurze und klare Sätze verwenden
- Blickkontakt herstellen
- Wiederholen Sie die Anweisungen, wenn nötig
- Patienten mit Autismus-Spektrum-Störungen:
- Vermeidung übermäßiger sensorischer Reize (helles Licht, laute Geräusche)

- Stellen Sie klare und prägnante Anweisungen bereit
- Kann eine spezielle Planung für das Timing der Prüfungen erfordern

5. Pädiatrische Patienten
- Einsatz von Ablenkungstechniken:
    - Spielzeug, Geschichten, Videos
- Erklären Sie das Verfahren auf ihrem Verständnisniveau
- Beziehen Sie die Eltern oder Vormünder in das Verfahren ein:

Die Betreuung von Patienten mit besonderen Bedürfnissen in der medizinischen Bildgebung erfordert einen angepassten, gut informierten und einfühlsamen Ansatz. Die Pflegekraft muss mit den notwendigen Fähigkeiten und Kenntnissen ausgestattet sein, um diesen Bedürfnissen gerecht zu werden und gleichzeitig die Sicherheit und Wirksamkeit der Bildgebungsverfahren zu gewährleisten.

Kapitel 10

VERWALTUNG VON VORFÄLLEN UND KOMPLEXEN SITUATIONEN

Verfahren
bei einem radiologischen Zwischenfall

Radiologische Zwischenfälle sind zwar selten, können aber in jeder Umgebung auftreten, in der medizinische Bildgebungsgeräte verwendet werden. Es ist zwingend erforderlich, dass das Personal, einschließlich der Pflegekräfte, klare Protokolle für den Fall eines Zwischenfalls versteht und befolgt, um das Risiko zu minimieren und die Sicherheit des Patienten und des Teams zu gewährleisten.

1. Definition eines radiologischen Zwischenfalls
   - **Unerwartete Exposition**: Jede Situation, in der eine Person ohne medizinische Notwendigkeit oder über die vorgesehenen Werte hinaus Strahlung ausgesetzt ist.
   - **Geräteausfall**: Eine Fehlfunktion des Bildgebungsgeräts, die zu einer übermäßigen Exposition führen könnte.

2. Sofortige Maßnahmen
   - **Exposition stoppen**: Wenn möglich, sofort die Maschine anhalten oder den Patienten von der Strahlungsquelle entfernen.
   - **Sicherheit des Patienten gewährleisten** : Überprüfen Sie den Zustand des Patienten und leisten Sie ggf. Erste Hilfe.
   - **Bereich isolieren**: Wenn das Gerät die Ursache des Problems ist, isolieren Sie den Bereich, um eine weitere Exposition zu vermeiden.

3. Benachrichtigung
   - **Vorgesetzte informieren**: Benachrichtigen Sie sofort den zuständigen Radiologen und den Abteilungsleiter.

- **Melden Sie dies dem Strahlenschutzteam**: Sie werden das Ausmaß der Exposition bewerten und Korrekturmaßnahmen empfehlen.

4. Bewertung des Vorfalls
- **Dokumentieren Sie den Vorfall**: Notieren Sie alle relevanten Details zum Vorfall, einschließlich Datum, Uhrzeit, betroffener Patient, verwendete Ausrüstung und die Umstände um den Vorfall herum.
- **Messung der Exposition**: Wenn möglich, schätzen Sie die Menge der Strahlung, der der Patient oder das Personal ausgesetzt war.

5. Umgang mit den Folgen
- **Ärztliche Beratung**: In manchen Fällen könnte der Patient oder das exponierte Personal eine ärztliche Beurteilung benötigen, um die möglichen Folgen der Exposition festzustellen.
- **Reparatur der Ausrüstung**: Wenn defekte Ausrüstung die Ursache für den Vorfall ist, stellen Sie sicher, dass sie vor der erneuten Verwendung repariert oder ersetzt wird.

6. Vorbeugende Maßnahmen
- **Weiterbildung**: Stellen Sie sicher, dass alle Mitarbeiter regelmäßig in den radiologischen Sicherheitsprotokollen geschult werden.
- **Regelmäßige Wartung der Geräte** : Um Ausfällen vorzubeugen, sollten Sie sicherstellen, dass die Geräte regelmäßig gewartet und inspiziert werden.

7. Kommunikation
- **Informieren Sie den** Patienten: Erklären Sie dem Patienten auf transparente Weise den Vorfall, seine möglichen Folgen und die weiteren Schritte.
- **Interne Kommunikation**: Informieren Sie alle Mitarbeiter der Abteilung über den Vorfall, die

ermittelten Ursachen und die Maßnahmen, die ergriffen wurden, um ein erneutes Auftreten zu verhindern.

Der angemessene Umgang mit radiologischen Zwischenfällen ist entscheidend, um die Sicherheit von Patienten und Personal in der medizinischen Bildgebung zu gewährleisten. Angemessene Schulungen, klare Protokolle und eine offene Kommunikation sind entscheidend, um Risiken zu minimieren und auftretende Vorfälle effektiv zu bewältigen.

Mit Reaktionen umgehen zu Kontrastmitteln

Kontrastmittel werden häufig in der medizinischen Bildgebung eingesetzt, um die Darstellung von Strukturen im Körperinneren zu verbessern. Obwohl sie im Allgemeinen gut verträglich sind, können bei einigen Patienten unerwünschte Reaktionen auftreten. Daher ist es von entscheidender Bedeutung, dass Pflegekräfte und das gesamte medizinische Personal darin geschult werden, solche Reaktionen zu erkennen und damit umzugehen.

1. Einführung in Kontrastmittel
   - **Definitionen und Arten**: Jod für die Computertomographie (CT), Gadolinium für die Magnetresonanztomographie (MRT) usw.
   - **Verabreichungswege**: Oral, intravenös usw.

2. Häufige Reaktionen auf Kontrastmittel
   - Gutartige Reaktionen :
   - Hitze- oder Kältegefühl
   - Metallischer Geschmack im Mund
   - Leichte Übelkeit
   - Mäßige Reaktionen :

- Urtikaria oder Hautausschlag
- Juckreiz
- Hitzewallungen
- Schwere Reaktionen :
- Schwierigkeiten beim Atmen
- Angioödem (Schwellung des Gesichts oder des Halses)
- Niedriger Blutdruck
- Anaphylaktischer Schock

3. Vorgehen bei einer Reaktion
- Gutartige Reaktionen :
- Beruhigen Sie den Patienten.
- Beobachten Sie, bis die Symptome abgeklungen sind.
- Mäßige Reaktionen :
- Beenden Sie sofort die Verabreichung des Kontrastmittels.
- Verabreichen Sie ggf. ein Antihistaminikum.
- Beobachten Sie den Patienten genau.
- Schwere Reaktionen :
- Beenden Sie die Verabreichung des Kontrastmittels.
- Rufen Sie einen medizinischen Notdienst.
- Verabreichen Sie bei einem anaphylaktischen Schock Adrenalin gemäß den festgelegten Protokollen.
- Sorgen Sie für einen freien Luftweg und beginnen Sie ggf. mit der Herz-Lungen-Wiederbelebung.

4. Vermeidung von Reaktionen
- **Anamnese des Patienten** : Fragen Sie den Patienten immer, ob er schon einmal auf ein Kontrastmittel reagiert hat oder ob er bekannte Allergien hat.
- Prämedikation: In einigen Fällen kann eine antiallergische Prämedikation verabreicht werden, um das Risiko einer Reaktion zu verringern.

- **Kontinuierliche Überwachung**: Überwachen Sie den Patienten während und nach der Verabreichung des Kontrastmittels, um Anzeichen einer Reaktion frühzeitig zu erkennen.

5. Kommunikation mit dem Patienten
- **Informieren Sie den Patienten**: Erklären Sie dem Patienten vor der Verabreichung, welche häufigen Empfindungen er haben könnte.
- **Beruhigen Sie den Patienten**: Wenn eine Reaktion auftritt, halten Sie den Patienten darüber auf dem Laufenden, was Sie tun, um die Situation zu bewältigen.

Die schnelle Erkennung und angemessene Behandlung von Reaktionen auf Kontrastmittel sind entscheidend für die Sicherheit des Patienten. Pflegehilfskräfte ersetzen zwar nicht das medizinische Fachpersonal bei der Verabreichung von Medikamenten oder der Behandlung schwerer Notfälle, spielen aber eine Schlüsselrolle bei der Überwachung und Unterstützung der Patienten während dieser Verfahren. Eine angemessene Ausbildung und eine klare Kommunikation sind der Schlüssel zu einer erfolgreichen Pflege.

Mit dem Team zusammenarbeiten bei einem medizinischen Notfall

Medizinische Notfälle können in der Radiologie jederzeit auftreten. Ob es sich um eine allergische Reaktion auf ein Kontrastmittel, Atemnot oder ein anderes unerwartetes Ereignis handelt, ist ein schnelles, koordiniertes und effizientes Eingreifen des gesamten Teams von entscheidender Bedeutung. Die Pflegehilfskräfte spielen in Zusammenarbeit mit Radiologietechnikern, Radiologen und

Krankenschwestern eine entscheidende Rolle bei der Gewährleistung der Patientensicherheit.

1. Erkennen von Notfallzeichen
   - **Kontinuierliche Überwachung**: Pflegehilfskräfte müssen darin geschult sein, abnormale Vitalzeichen, Atemnot, Schmerzen oder Unwohlsein des Patienten zu erkennen.
   - **Kommunikation mit dem Patienten**: Fragen Sie den Patienten nach seinem Zustand, überprüfen Sie während der Untersuchung regelmäßig sein Wohlbefinden.

2. Erste Antwort
   - **Alarmierung**: Wenn ein medizinischer Notfall vermutet wird, sollten Sie sofort die anderen Teammitglieder alarmieren.
   - **Erste Hilfe**: Bis zur fachärztlichen Versorgung grundlegende Erste Hilfe leisten, wie z. B. HLW (Herz-Lungen-Wiederbelebung), wenn nötig.

3. Zusammenarbeit mit dem Team
   - **Rolle des Radiologietechnikers**: Unterbricht die Untersuchung, assistiert bei Notfalleingriffen, ist für die Notfallausrüstung zuständig.
   - **Rolle des Radiologen**: Beurteilt den Patienten, trifft klinische Entscheidungen, verschreibt Medikamente oder zusätzliche Eingriffe.
   - **Rolle der Krankenpfleger**: Verabreichung von Medikamenten, Überwachung der Lebenszeichen, Unterstützung des medizinischen Teams.

4. Protokolle für den Notfall
   - **Protokolle kennen**: Jede Radiologieabteilung muss über klar festgelegte Notfallprotokolle verfügen, die jedes Teammitglied, einschließlich der Pflegehelfer, kennen muss.

- **Regelmäßige Schulungen**: Notfallschulungen und Simulationen können dem Team helfen, auf ein tatsächliches Ereignis vorbereitet und koordiniert zu sein.

5. Nach dem Notfall
  - **Nachbesprechung**: Sobald sich die Situation stabilisiert hat, ist es wichtig, das Ereignis mit dem gesamten Team zu besprechen, um zu bewerten, was gut gelaufen ist, und um Bereiche zu identifizieren, in denen Verbesserungen möglich sind.
  - **Emotionale Unterstützung**: Medizinische Notfälle können für das Personal belastend sein. Das Anbieten von Unterstützung, wie Gruppendiskussionen oder psychologische Betreuung, kann von Vorteil sein.

Pflegehilfskräfte sind ein integraler Bestandteil des Radiologieteams, und ihre Rolle bei medizinischen Notfällen ist lebenswichtig. Obwohl sie nicht die Verantwortung für klinische Entscheidungen tragen, sind ihre Wachsamkeit, schnelle Reaktion und Teamfähigkeit entscheidend, um die Sicherheit der Patienten zu gewährleisten. Ständige Weiterbildung, gute Kommunikation und das Verständnis von Notfallprotokollen sind der Schlüssel, um solche Situationen effektiv zu bewältigen.

Kapitel 11

INTEGRATION IN DER BRUST DES MEDIZINISCHEN TEAMS

Die Rolle verstehen
von jedem Teammitglied

Die Radiologie ist ein medizinischer Bereich, der eine enge Zusammenarbeit zwischen verschiedenen Fachleuten erfordert. Jedes Teammitglied hat eine bestimmte Rolle zu spielen, damit die Untersuchungen reibungslos ablaufen und die Patienten optimal betreut werden können. Das Verständnis der Rolle jedes Einzelnen ermöglicht eine bessere Koordination und eine qualitativ hochwertige Versorgung.

1. Der Radiologe
- **Diagnose und Interpretation**: Der Radiologe ist ein Facharzt, der Röntgenbilder interpretiert, um eine Diagnose zu stellen.
- **Therapieentscheidungen**: Auf der Grundlage der Bilder kann der Radiologe einen chirurgischen Eingriff, eine Behandlung oder weitere Untersuchungen empfehlen.
- **Durchführung interventioneller Verfahren**: Einige Radiologen sind auch dafür ausgebildet, bildgesteuerte Eingriffe wie Biopsien durchzuführen.

2. Der Radiologietechniker
- **Bedienung der Geräte** : Er stellt sicher, dass die Maschinen richtig funktionieren und bedient die Ausrüstung, um die bestmöglichen Bilder zu erhalten.
- **Positionierung des Patienten** : Positioniert den Patienten in einer für die Untersuchung geeigneten Weise.
- **Strahlenschutz**: Stellt sicher, dass Sicherheitsprotokolle befolgt werden, um die Strahlenbelastung zu minimieren.

3. Der Pflegehelfer
- **Vorbereitung des Patienten**: Bereitet den Patienten auf die Untersuchung vor, sorgt für seine Bequemlichkeit und geht während der Untersuchung auf seine Bedürfnisse ein.
- **Unterstützung während der Untersuchung**: Hilft bei der Positionierung des Patienten, gibt Anweisungen und überwacht seinen Zustand.
- **Unterstützung nach der Untersuchung**: Überwacht den Patienten nach der Untersuchung, insbesondere wenn Kontrastmittel verwendet wurden.

4. Der Radiologiepfleger
- **Verabreichung von Medikamenten und Kontrastmitteln**: Bereitet Kontrastmittel oder andere notwendige Medikamente vor und verabreicht sie.
- **Klinische Überwachung**: Beobachtet die Vitalzeichen des Patienten und greift bei Reaktionen oder Notfällen ein.
- **Patientenaufklärung**: Informiert den Patienten über das Verfahren, mögliche Risiken und die Pflege nach der Untersuchung.

5. Andere Spezialisten
- **Chirurgen, Onkologen usw.** : Arbeiten eng mit dem Radiologen zusammen, um die Ergebnisse der Bilder zu besprechen und die beste Behandlung für den Patienten festzulegen.

Eine effektive Behandlung in der Radiologie hängt von der Synergie aller Teammitglieder ab. Die sich ergänzenden Kompetenzen stellen sicher, dass der Patient die bestmögliche Versorgung erhält, von der Vorbereitung über die Interpretation der Ergebnisse bis hin zu den Therapieempfehlungen. Für Pflegehilfskräfte ist das Verständnis der Rolle der einzelnen Mitglieder von entscheidender Bedeutung, um sich harmonisch in das

Team zu integrieren und zum Gesamtauftrag der Radiologieabteilung beizutragen.

Gute interprofessionelle Beziehungen pflegen

Die medizinische Bildgebung ist ein Bereich, der auf der Zusammenarbeit und Kommunikation zwischen verschiedenen Fachleuten beruht. Um eine optimale Patientenversorgung und einen reibungslosen Ablauf zu gewährleisten, ist es von entscheidender Bedeutung, gute interprofessionelle Beziehungen zu pflegen. Hier einige Strategien und Überlegungen, wie Sie dies erreichen können:

1. Erkennen Sie den Wert jedes Teammitglieds an
   - **Gegenseitiger Respekt**: Jede Rolle, ob Radiologe, Radiologietechniker, Pfleger oder Krankenschwester, ist entscheidend für den reibungslosen Ablauf der Verfahren. Die Kompetenz und den Beitrag jedes Einzelnen zu respektieren, stärkt den Zusammenhalt des Teams.

2. Offene und ehrliche Kommunikation
   - **Regelmäßiger Austausch**: Halten Sie Teamsitzungen ab, um Fälle zu besprechen, Feedback auszutauschen und Herausforderungen anzusprechen.
   - **Konstruktives Feedback**: Wenn es Probleme oder Missverständnisse gibt, gehen Sie konstruktiv damit um und vermeiden Sie Schuldzuweisungen.

3. Berufsübergreifende Ausbildung
   - **Gemeinsam lernen**: Organisieren Sie Trainingseinheiten, in denen die verschiedenen Berufsgruppen voneinander lernen können.

- **Simulationen von realen Situationen**: Praktische Übungen, bei denen mehrere Fachkräfte an simulierten Fällen zusammenarbeiten, können das gegenseitige Verständnis stärken.

4. Verstehen Sie die Herausforderungen und Einschränkungen anderer

- **Hospitationstage**: Verbringen Sie einen Tag mit einer anderen Fachkraft, um deren Rolle und tägliche Herausforderungen besser zu verstehen.
- **Offene Diskussion**: Ermutigung zum Austausch von Erfahrungen und Anliegen im Sinne einer Zusammenarbeit.

5. Förderung der Zusammenarbeit bei der Patientenversorgung

- **Gemeinsame Planung**: Besprechen Sie komplexe Fälle im Team, um kollaborative Pflegepläne zu erstellen.
- **Reflexionen nach dem Verfahren**: Nehmen Sie sich nach einer Untersuchung oder Intervention Zeit, um zu besprechen, was gut gelaufen ist und wo es Verbesserungsmöglichkeiten gibt.

6. Eine Kultur des Respekts und der Unterstützung fördern

- **Erfolge feiern:** Die Erfolge des Teams anzuerkennen und zu feiern, stärkt die Moral und den Zusammenhalt.
- **Unterstützung in schwierigen** Situationen: In Notfällen oder stressigen Situationen ist es entscheidend, den Kollegen emotionale Unterstützung zu bieten.

7. Entwicklung von Fähigkeiten zur Konfliktlösung

- **Proaktives Management**: Spannungen oder Meinungsverschiedenheiten ansprechen, bevor sie eskalieren.

- **Mediation**: Wenn nötig, einen Mediator hinzuziehen, um die Kommunikation und die Lösung von Problemen zu erleichtern.

Die Pflege guter interprofessioneller Beziehungen ist für die Bereitstellung einer qualitativ hochwertigen Versorgung in der Radiologie von entscheidender Bedeutung. Durch die Förderung einer Kultur des Respekts, der Kommunikation und der Zusammenarbeit wird nicht nur der Patient optimal versorgt, sondern auch das Arbeitsumfeld für alle Beteiligten angenehmer und produktiver gestaltet.

Effektive Kommunikation für einen besseren Patienten Flow

Der "Patientenfluss" bezeichnet den reibungslosen und koordinierten Weg eines Patienten durch die verschiedenen Phasen einer Abteilung oder eines Verfahrens. In der Radiologie ist ein effektiver Patientenfluss von entscheidender Bedeutung, um die Qualität der Behandlung zu gewährleisten, Wartezeiten zu verkürzen und die Nutzung von Ressourcen zu optimieren. Die Kommunikation spielt eine Schlüsselrolle, um dies zu erreichen. Im Folgenden erfahren Sie, wie eine effektive Kommunikation den Patientenfluss in der Radiologie verbessern kann.

1. Terminvereinbarung und Vorbereitung des Patienten
   - **Koordination mit den überweisenden Ärzten** : Eine klare Kommunikation mit den überweisenden Ärzten hilft, die besonderen Bedürfnisse jedes einzelnen Falls zu verstehen.
   - **Informationen für den Patienten**: Geben Sie dem Patienten klare Anweisungen über die erforderliche Vorbereitung, mögliche Kontraindikationen, den Ablauf der Untersuchung usw.

144

2. Aufnahme des Patienten in die Abteilung
- **Interne Kommunikation**: Sicherstellung einer reibungslosen Verbindung zwischen der Rezeption, den Technikern und den Radiologen, um die Ankunft eines Patienten zu melden.
- **Patientenorientierung**: Informieren Sie den Patienten über den Ablauf seines Besuchs, die anstehenden Schritte und eventuelle Wartezeiten.

3. Während der Prüfung
- **Klare Anweisungen**: Der Techniker sollte dem Patienten klar mitteilen, was von ihm während der Untersuchung erwartet wird (z. B. die Luft anhalten).
- **Echtzeit-Aktualisierung**: Informieren Sie den Radiologen über alle Änderungen oder Bedenken während der Untersuchung.

4. Kommunikation nach der Prüfung
- **Rückmeldung an den Patienten**: Auch wenn der Radiologe in der Regel für die Auswertung zuständig ist, kann der Techniker dem Patienten versichern, wie es weitergeht, und ihm mitteilen, wann und wie er seine Ergebnisse erhält.
- **Übermittlung von Bildern und Berichten**: Gewährleistung einer schnellen und sicheren Übermittlung der Ergebnisse an die überweisenden Ärzte, damit diese ohne Verzögerung behandelt werden können.

5. Umgang mit Notsituationen oder unvorhergesehenen Ereignissen
- **Alarmkommunikation**: Verfügen Sie bei Anomalien oder Situationen, die ein schnelles Eingreifen erfordern, über klare Protokolle, um die richtigen Personen zu alarmieren.
- **Koordination mit anderen Abteilungen**: Wenn z. B. eine Erkrankung festgestellt wird, die eine dringende

Operation erfordert, ist eine effektive Kommunikation mit der entsprechenden Abteilung von entscheidender Bedeutung.

6. Feedback und kontinuierliche Verbesserung

- **Teambesprechungen**: Organisieren Sie regelmäßige Punkte, um den Patient Flow zu besprechen, Engpässe zu erkennen und nach Lösungen zu suchen.
- **Feedback von Patienten** : Ermutigen Sie die Patienten zu Rückmeldungen, um ihre Erfahrungen zu verstehen und Bereiche für Verbesserungen zu identifizieren.

Eine effektive Kommunikation ist einer der Grundpfeiler eines optimierten Patientenflusses in der Radiologie. Sie verbessert nicht nur die Patientenversorgung, sondern reduziert auch den Stress der Fachkräfte, optimiert die Ressourcen und erhöht schließlich die Gesamtzufriedenheit. In einem so dynamischen und technologischen Umfeld wie der Radiologie ist die Investition in Kommunikationswerkzeuge und -schulungen von entscheidender Bedeutung.

Kapitel 12

RECHTLICHE ASPEKTE UND VERANTWORTLICHKEITEN

Gesetze verstehen und Regulierungen in der Radiologie

Die Radiologie als Teilbereich der Medizin unterliegt strengen Gesetzen und Vorschriften, um die Sicherheit von Patienten und Fachkräften zu gewährleisten und eine optimale Qualität der Versorgung sicherzustellen. Diese Gesetze und Regulierungen können von Land zu Land und von Region zu Region unterschiedlich sein, beruhen aber im Allgemeinen auf gemeinsamen Grundsätzen.

1. Einführung in die regulatorischen Herausforderungen
   - **Hintergrund**: Entwicklung der Vorschriften angesichts des technologischen Fortschritts und ethischer Herausforderungen.
   - **Die Hauptakteure**: Nationale und internationale Organisationen, die Standards festlegen und überwachen.

2. Strahlenschutz
   - **Schutzstandards**: Schwellenwerte für die Strahlenbelastung, Prüfintervalle, vorgeschriebene Schutzvorrichtungen usw.
   - **Schutz des Personals**: Dosimetrie, persönliche Schutzausrüstung und andere Maßnahmen.
   - **Schutz der Patienten** : Rechtfertigung von Untersuchungen, Dosisoptimierung, Einhaltung von Protokollen.
   -

3. Qualität und Sicherheit der Ausrüstung
   - **Zulassung von Maschinen**: Verfahren für das Inverkehrbringen und die Kontrolle von Röntgengeräten.
   - **Wartung und regelmäßige Überprüfungen**: Wartungsprotokolle, Verpflichtungen zur Rückverfolgbarkeit und Archivierung.

4. Ausbildung und Befähigung des Personals
- **Kompetenzniveaus**: Anforderungen für die Tätigkeit in der Radiologie je nach Funktion (Radiologe/in, Techniker/in, Pflegehelfer/in usw.).
- **Fortbildungen**: Pflicht zur Aktualisierung der Kenntnisse, Validierung der Kompetenzen, Umschulungen.

5. Ethik und informierte Zustimmung
- **Patientenrechte**: Information, Einwilligung, Verweigerung von Untersuchungen, Zugang zu Bildern und Protokollen.
- **Vertraulichkeitsregeln**: Verwaltung und Weitergabe medizinischer Daten, Rechte und Pflichten von Fachkräften.

6. Forschung in der Radiologie
- **Experimente und klinische Studien**: Rechtliche Rahmenbedingungen für die Durchführung von klinischen Studien, bei denen Strahlung eine Rolle spielt.
- **Innovationen**: Verfahren zur Bewertung und Zulassung neuer Technologien.

7. Umgang mit radiologischen Zwischenfällen und Unfällen
- **Meldung von Vorfällen** : Wann und wie wird ein Vorfall gemeldet? An wen?
- **Umgang mit Unfällen** : Interventionsprotokolle, medizinische Versorgung, Verantwortlichkeiten.

8. Wechselwirkung mit anderen Vorschriften
- **Teleradiologie**: Besondere Regeln im Zusammenhang mit der Durchführung von Fernradiologie.
- **Abfallentsorgung**: Sichere Entsorgung von radiologischen Abfällen.

Das Verständnis der Gesetze und Vorschriften in der Radiologie ist für alle in diesem Bereich tätigen Fachkräfte von entscheidender Bedeutung. Sie gewährleisten nicht nur die Sicherheit von Patienten und Fachkräften, sondern sorgen auch für das Vertrauen der Öffentlichkeit in diesen Zweig der Medizin. Eine gute Kenntnis der Vorschriften und eine regelmäßige Aktualisierung sind daher entscheidend, um ethisch und professionell zu praktizieren.

Die Dokumentation und das Führen von Krankenakten

Die medizinische Dokumentation ist ein grundlegendes Element, um die Kontinuität der Pflege zu gewährleisten, die Kommunikation zwischen den Angehörigen der Gesundheitsberufe zu erleichtern und die Sicherheit der Patienten zu garantieren. Die sorgfältige Führung von Krankenakten ist nicht nur eine gesetzliche Verpflichtung, sondern auch für die Diagnose, Behandlung und Nachsorge von Patienten von entscheidender Bedeutung.

1. Einführung in die Bedeutung von Krankenakten
   - **Geschichte**: Von der Handschrift bis zur Digitalisierung.
   - **Medizinische und rechtliche Fragen**: Warum eine genaue Dokumentation wichtig ist.

2. Zusammensetzung einer Krankenakte in der Radiologie
   - **Verwaltungsdaten**: Identität des Patienten, Kontaktdaten, Versicherung usw.
   - **Krankengeschichte**: Krankheiten, laufende Behandlungen, Allergien usw.
   - **Gründe für die Konsultation**: Motive, Symptome, spezielle Wünsche.
   - **Durchgeführte Untersuchungen**: Art, Datum, Beobachtungen, Bilder.

- **Radiologische Befundung**: Bildinterpretation, Diagnose, Empfehlungen.

3. Prinzip der Rückverfolgbarkeit
- **Vermerk der Urkunden**: Wer hat die Untersuchung durchgeführt, wann, mit welcher Ausrüstung.
- **Laufende Aktualisierung**: Verfolgung von Entwicklungen, Hinzufügung neuer Prüfungen, mögliche Änderungen.

4. Digitalisierung von Akten: Vorteile und Herausforderungen
- **Radiologie-Informationssysteme (RIS)**: Wie sie funktionieren und warum sie nützlich sind.
- **Archivierung und Zugänglichkeit**: Aufbewahrung von Daten, schnelle Suche, Interoperabilität
- **Sicherheit und Datenschutz**: Datenschutz, Vorschriften, Sicherheitsmaßnahmen.

5. Legalität und Ethik der Dokumentation
- **Rechte des Patienten**: Zugang zu seiner Akte, Berichtigung, Löschung
- **Aufbewahrung**: Gesetzliche Aufbewahrungsfrist für Akten, sichere Vernichtung.
- **Informationsaustausch**: Mit wem, wann und wie Informationen geteilt werden können.

6. Ausbildung und Sensibilisierung der Mitarbeiter
- **Rollen und Zuständigkeiten**: Wer hat Zugang zu den Akten und wer kann sie ändern?
- **Weiterbildung**: Regelmäßige Updates zu bestehenden Systemen, neuen Vorschriften etc.

7. Umgang mit Fehlern und Vorfällen
- **Fehlererkennung**: Erkennen, melden.
- **Korrektur und Folgemaßnahmen**: Korrekturmaßnahmen, Vermeidung von Rückfällen.

8. Zukünftige Herausforderungen für die Dokumentation in der Radiologie

- **Künstliche Intelligenz und Big Data**: Mögliche Auswirkungen auf die Aktenführung.
- **Systemverknüpfung**: Erleichterung des Informationsaustauschs zwischen Einrichtungen, Regionen oder Ländern.

Die sorgfältige Führung von Krankenakten ist das Herzstück der modernen medizinischen Praxis. Sie sichert nicht nur die Qualität der medizinischen Versorgung, sondern schützt auch die Patienten und das medizinische Fachpersonal. Im Bereich der Radiologie, wo es auf Genauigkeit ankommt, ist eine sorgfältige Dokumentation absolut unerlässlich.

Rechte von Patienten und Pflichten von Berufstätigen

Das Gesundheitssystem beruht in seinem Streben nach Spitzenleistungen und Ethik zu einem großen Teil auf der Beziehung zwischen Patienten und Angehörigen der Gesundheitsberufe. Diese Beziehung wird von einer Reihe von Rechten und Pflichten eingerahmt, die den Patienten schützen und es den Fachkräften gleichzeitig ermöglichen sollen, die bestmögliche Versorgung zu gewährleisten. Im Folgenden werden diese Rechte und Pflichten im Detail erkundet.

1. Die grundlegenden Rechte von Patienten
- Recht auf Information:
    - Art und Zweck jeder Untersuchung oder Behandlung verstehen.
    - Über potenzielle Risiken und Vorteile informiert werden.

- Recht auf informierte Zustimmung:
    - Sich keiner Untersuchung oder Behandlung unterziehen, ohne nach ordnungsgemäßer Aufklärung seine Zustimmung gegeben zu haben.
- Recht auf Vertraulichkeit:
    - Garantiert, dass persönliche und medizinische Informationen privat bleiben.
- Recht auf Zugang zu Krankenakten:
    - Ihre eigenen Krankenakten einsehen, eine Kopie erhalten oder korrigieren.
- Recht auf Würde und Respekt
    - Mit Respekt und Würde behandelt werden, unabhängig von Alter, Geschlecht, Rasse, Religion oder anderen diskriminierenden Faktoren.
- Recht, eine Behandlung zu verweigern:
    - Möglichkeit, eine Behandlung oder Untersuchung abzulehnen, ohne Repressalien ausgesetzt zu sein.
- Recht auf Beschwerde:
    - Möglichkeit, eine Unzufriedenheit oder einen Schaden zu melden und eine Wiedergutmachung zu erhalten.

2. Die Pflichten der Angehörigen der Gesundheitsberufe
- Informationspflicht:
- Bereitstellung klarer, präziser und verständlicher Informationen für Patienten.
- Pflicht zur Kompetenz:
- Gewährleisten Sie kontinuierliche Schulungen, um sicherzustellen, dass Ihre Fähigkeiten und Kenntnisse auf dem neuesten Stand sind.
- Pflicht zur Geheimhaltung:
- Schützen Sie die persönlichen und medizinischen Informationen der Patienten.
- Sorgfaltspflicht:

- Bereitstellung einer qualitativ hochwertigen Versorgung, die sich an den Bedürfnissen des Patienten und den besten verfügbaren Praktiken orientiert.
- Pflicht zur Menschlichkeit:
- Behandeln Sie jeden Patienten mit Respekt, Würde und Mitgefühl.
- Pflicht zur Zusammenarbeit:
- Zusammenarbeit mit anderen Fachkräften, um eine multidisziplinäre Betreuung zu gewährleisten.
- Pflicht zur Wachsamkeit:
- Melden Sie alle Zwischenfälle oder unerwünschten Ereignisse im Zusammenhang mit der Gesundheitsversorgung.
- Ethische Pflicht:
- Sich an einen Ethikkodex halten und im besten Interesse des Patienten handeln.

3. Die Wechselwirkung zwischen Patientenrechten und Pflichten der Angehörigen der Gesundheitsberufe
- In komplexen Situationen navigieren:
- Fälle, in denen Patientenrechte mit Berufspflichten kollidieren.
- Ausbildung und Sensibilisierung:
- Bedeutung von Fortbildungen zu medizinischer Ethik, Patientenrechten und beruflicher Verantwortung.

4. Folgen der Nichteinhaltung von Rechten und Pflichten
- Rechtliche Implikationen:
- Mögliche Sanktionen bei Fahrlässigkeit, Kunstfehlern oder Verletzung der Vertraulichkeit.
- Berufliche Auswirkungen:
- Auswirkungen auf den Ruf, die Berufslizenz oder die Karriere.

- Folgen für den Patienten:
  - Physischer, emotionaler oder psychologischer Schaden

Die gegenseitige Achtung der Rechte von Patienten und der Pflichten von Fachkräften ist für den Aufbau einer Vertrauensbeziehung und die Gewährleistung einer qualitativ hochwertigen Behandlung von entscheidender Bedeutung. Diese Dynamik ist das Herzstück der medizinischen Praxis und jede Fachkraft muss sich darum bemühen, sie aufrechtzuerhalten und zu stärken.

SCHLUSSFOLGERUNG

Die wachsende Bedeutung der Radiologie in der medizinischen Versorgung

Die Radiologie ist das medizinische Fachgebiet, in dem Röntgenstrahlen und andere Formen von Strahlungsenergie zur Diagnose und Behandlung von Krankheiten eingesetzt werden. Sie ist zu einem wesentlichen Bestandteil der modernen Medizin geworden und spielt in fast allen Aspekten der medizinischen Versorgung eine entscheidende Rolle. Hier finden Sie einen Überblick über die wachsende Bedeutung der Radiologie und wie sie die Landschaft der Gesundheitsfürsorge verändert hat.

1. Eine genauere und schnellere Diagnose
   * **Echtzeit-Bildgebung**: Die Radiologie ermöglicht es Ärzten, in Echtzeit in den menschlichen Körper zu blicken, was eine einzigartige Perspektive bietet, die vorher nicht möglich war.
   * **Früherkennung**: Krankheiten wie Krebs können in einem frühen Stadium erkannt werden, was die Heilungs- und Überlebenschancen erhöht.

2. Reduzierung von invasiven chirurgischen Eingriffen
   * **Nicht-invasive Verfahren**: Dank der interventionellen Radiologie können viele Verfahren, die früher einen chirurgischen Eingriff erforderten, heute auf weniger invasive Weise durchgeführt werden.
   * **Schnellere Genesung**: Patienten erholen sich in der Regel schneller von radiologischen Verfahren als von herkömmlichen Operationen.

3. Besserer Umgang mit chronischen Krankheiten
   * **Überwachung**: Die Radiologie ermöglicht eine regelmäßige Überwachung chronischer Krankheiten

und gibt Aufschluss über das Fortschreiten der Krankheit und die Wirksamkeit der Behandlungen.

4. Entwicklung mit dem technologischen Fortschritt
- **Innovationen**: Mit der Weiterentwicklung der Technologie hat sich auch die Radiologie weiterentwickelt, mit Techniken wie MRT, PET-Scan und 3D-Ultraschall.
- **Augmented und Virtual Reality**: Diese Technologien bieten Radiologen neue Methoden, um medizinische Bilder zu visualisieren und zu interpretieren.

5. Interdisziplinarität
- **Zusammenarbeit mit anderen Fachgebieten**: Die Radiologie arbeitet eng mit anderen medizinischen Fachgebieten zusammen, was die Bedeutung der interprofessionellen Kommunikation unterstreicht.
- **Dreh- und Angelpunkt medizinischer Entscheidungen**: In vielen Fällen liefert die Radiologie die entscheidenden Informationen, die den Behandlungsplan bestimmen.

6. Ausbildung und Spezialisierung
- **Bedeutung der Fortbildung**: Mit der Weiterentwicklung der Radiologie wird die Fortbildung immer wichtiger, um die Qualität der Versorgung zu gewährleisten.
- **Subspezialitäten**: Wie die interventionelle Kardiologie und die Neuroradiologie, die eine spezialisiertere Versorgung bieten.

7. Sensibilisierung der Öffentlichkeit und des medizinischen Berufsstandes
- **Information und Aufklärung**: Mit zunehmender Nutzung der Radiologie ist es wichtig, die Öffentlichkeit und die Angehörigen der

Gesundheitsberufe über die Vorteile und Risiken zu informieren.

Die Radiologie hat sich als Eckpfeiler der modernen medizinischen Versorgung etabliert und beeinflusst die Art und Weise, wie Krankheiten diagnostiziert, behandelt und gemanagt werden. Ihr Wachstum und ihre Bedeutung spiegeln die ständige Weiterentwicklung der Medizin und die Notwendigkeit wider, eine Versorgung von höchster Qualität anzubieten.

Die Aufwertung der Rolle der Pflegekraft: ein wichtiges Bindeglied

In der komplexen Arena des Gesundheitswesens spielt jede Rolle einen lebenswichtigen Teil, um das Wohlbefinden des Patienten zu gewährleisten. Unter ihnen ist die Pflegekraft für medizinische Bildgebung der breiten Öffentlichkeit oft unbekannt, doch ihre Rolle ist von entscheidender Bedeutung. In diesem Kapitel geht es darum, diese wichtige Rolle zu erforschen und aufzuwerten.

1. Über das Klischee hinaus: Mehr als nur "Assistenten"
   - **Vielseitigkeit**: Krankenpflegehelfer/innen werden ausgebildet, um in vielen Bereichen der Patientenversorgung tätig zu sein, von der Aufnahme bis zur Nachsorge.
   - **Praktische Fachkenntnisse**: Obwohl sie die bildgebenden Untersuchungen nicht direkt durchführen, sind ihre praktischen Kenntnisse der Verfahren für deren reibungslosen Ablauf von entscheidender Bedeutung.

2. Erste Kommunikationslinie mit dem Patienten

- **Beruhigen und informieren**: Die Pflegekraft ist oft die erste Person, die der Patient trifft. Ihre Fähigkeit, zu informieren, zu beruhigen und eine Verbindung herzustellen, ist für das Wohlbefinden des Patienten von entscheidender Bedeutung.
- **Besondere Bedürfnisse erkennen**: Pflegekräfte sind darin geschult, die besonderen Bedürfnisse von Patienten zu erkennen und die Pflege entsprechend anzupassen.

3. Zusammenarbeit mit dem medizinischen Team

- **Wichtige Verbindung**: Sie fungieren als Brücke zwischen den Patienten und dem Rest des medizinischen Teams und übermitteln entscheidende Informationen, die die Diagnose und Behandlung beeinflussen können.
- **Teamarbeit**: Die Zusammenarbeit mit Radiologen, Technikern und anderen Fachkräften gewährleistet einen reibungslosen und effizienten Arbeitsablauf.

4. Sorgen Sie für das körperliche und emotionale Wohlbefinden des Patienten

- **Vorbereitung auf die Untersuchung**: Um klare Bilder zu erhalten, ist es wichtig, dass der Patient richtig positioniert ist und bequem sitzt.
- **Nach der Untersuchung**: Das Pflegepersonal sorgt dafür, dass sich die Patienten nach der Untersuchung wohlfühlen, insbesondere wenn Kontrastmittel verwendet wurde oder der Patient ängstlich war.

5. Ständige Weiterbildung für eine qualitativ hochwertige Pflege

- **Auf dem Laufenden bleiben**: Die Medizintechnik entwickelt sich schnell weiter. Pflegekräfte müssen ihre Kenntnisse regelmäßig aktualisieren, um die bestmögliche Pflege bieten zu können.

- **Umfassendes Verständnis**: Ihre Ausbildung befähigt sie, die Komplexität der Ausrüstung, der Verfahren und der Bedürfnisse der Patienten zu verstehen.

6. Aufwertung des Berufs
- **Institutionelle Anerkennung**: Krankenhäuser und Kliniken müssen die entscheidende Rolle von Pflegehelfern anerkennen und wertschätzen, indem sie ihnen Weiterbildungsmöglichkeiten und Karrierechancen bieten.
- **Unterstützung und Respekt**: In einem medizinischen Umfeld ist jede Rolle von entscheidender Bedeutung. Ein Umfeld, in dem gegenseitiger Respekt herrscht, ist für alle von Vorteil, insbesondere für die Patienten.

Die medizinische Bildgebungsassistentin ist zweifellos ein wichtiges Glied in der Kette der Gesundheitsfürsorge. Ihre Rolle aufzuwerten und ihren Beitrag anzuerkennen, ist nicht nur für das Wohlbefinden des Patienten notwendig, sondern auch für die positive Entwicklung des gesamten medizinischen Sektors.

Glossar medizinischer Begriffe und technische

Dieses Glossar bietet eine Liste häufig verwendeter Begriffe aus dem Bereich der medizinischen Bildgebung und ihre jeweilige Definition. Es soll Pflegehelfern, Studenten und allen Lesern helfen, den Fachjargon zu verstehen und sich damit vertraut zu machen.

- **Kontrastmittel**: Eine Substanz, die vom Patienten injiziert oder eingenommen wird, um die Sichtbarkeit bestimmter Strukturen oder Flüssigkeiten im Körper während der Bildgebung zu verbessern.
- **Anamnese**: Sammlung und Analyse der medizinischen Vorgeschichte eines Patienten.
- **Angiografie**: Ein bildgebendes Verfahren, das zur Darstellung von Blutgefäßen verwendet wird.
- **Anterior**: Bezieht sich auf den vorderen Teil des Körpers.
- **AP (Anterior posterior)**: Eine Untersuchungsrichtung, bei der der Röntgenstrahl zuerst durch den vorderen und dann durch den hinteren Teil des Körpers verläuft.
- **CT oder TDM (Computertomographie)**: Ein bildgebendes Verfahren, bei dem mithilfe von Röntgenstrahlen Schnittbilder des Körpers erstellt werden.
- **Knochendichtemessung**: Misst die Knochenmineraldichte, um die Stärke der Knochen zu beurteilen.
- **Ultraschall**: Ein bildgebendes Verfahren, bei dem Schallwellen verwendet werden, um Bilder von inneren Organen zu erzeugen.
- **Fluoroskopie**: Ein bildgebendes Verfahren, mit dem die Bewegung eines Kontrastmittels durch den Körper in Echtzeit sichtbar gemacht werden kann.

- **MRT (Magnetic Resonance Imaging) (Magnetresonanztomografie)**: Ein bildgebendes Verfahren, das mithilfe von Magneten und Radiowellen detaillierte Bilder von Organen und Geweben erzeugt.
- **Lateralität**: Bezieht sich auf die linke oder rechte Seite des Körpers.
- **Mammografie**: Ein bildgebendes Verfahren, das speziell für die Darstellung des Brustgewebes entwickelt wurde.
- **Occlusion**: Blockierung oder Verschluss eines Blutgefäßes oder eines Kanals.
- **Pateriorität**: Bezieht sich auf den hinteren Teil des Körpers.
- **Interventionelle Radiologie**: Verwendet bildgebende Verfahren, um minimalinvasive medizinische Verfahren zu steuern.
- **Strahlenschutz**: Maßnahmen und Verfahren zum Schutz von Personen vor Strahlung.
- **Szintigraphie**: Ein Verfahren der medizinischen Bildgebung, bei dem mithilfe von Radiotracern bestimmte Organfunktionen sichtbar gemacht werden.
- **Sonogramm**: Ein Bild, das durch Ultraschall gewonnen wird.
- **Teleradiologie**: Praxis der Ferninterpretation von medizinischen Bildern.
- **Ventral**: Bezieht sich auf den vorderen Teil des Körpers.

Dieses Glossar ist eine Einführung in die medizinischen und technischen Begriffe, die häufig in der medizinischen Bildgebung verwendet werden. Ein gründliches Verständnis dieser Begriffe wird die Kommunikation zwischen den Angehörigen der Gesundheitsberufe erleichtern und die Behandlung der Patienten verbessern.

Ressourcen für die Weiterbildung

Für Pflegehilfskräfte, die in der medizinischen Bildgebung tätig sind, ist die kontinuierliche Fortbildung von entscheidender Bedeutung. Sie ermöglicht es Ihnen, sich über die neuesten technologischen Entwicklungen, die besten klinischen Praktiken und neue Vorschriften auf dem Laufenden zu halten. Im Folgenden finden Sie eine Liste von Ressourcen zur Förderung der Weiterbildung :

- Akademische Einrichtungen und Berufsschulen :
  - Fortgeschrittenenkurse in medizinischer Bildgebung.
  - Praktische Workshops.
  - Fachkonferenzen.
- Berufsverbände :
  - Jährliche Konferenzen.
  - Seminare und Workshops.
  - Veröffentlichungen und Bulletins.
  - Online-Kurse und Webinare.
- Zeitungen und Fachzeitschriften :
  - Journal of Radiology.
  - Radiology Today.
  - Clinical Radiology.
- Online-Lernplattformen :
  - MOOCs speziell für die medizinische Bildgebung.
  - Sites wie Coursera, Udemy und Khan Academy, die Kurse in medizinischer Bildgebung anbieten.
  - Live- und On-Demand-Webinare.
- Simulationszentren :
  - Praktisches Training an Radiologiegeräten.
  - Szenarien mit klinischen Fällen zur Verbesserung der Fähigkeiten in der Patientenversorgung.

- Regulierungs- und Zertifizierungsstellen :
  - Obligatorische Schulungen zur Aufrechterhaltung der Zertifizierung.
  - Regelmäßige Aktualisierungen zu Standards und Richtlinien.
- Ausrüstungslieferanten :
  - Schulungen zur Nutzung und Wartung der neuen Geräte.
  - Software- und Technologie-Updates.
- Berufliche soziale Netzwerke :
  - Spezialisierte Gruppen auf Plattformen wie LinkedIn.
  - Austausch und Diskussionen über die neuesten Trends und Forschungen.
- Bücher und Veröffentlichungen :
  - Fachbücher zur medizinischen Bildgebung.
  - Praktische Leitfäden und Handbücher.
- Mentoring :
  - Lernen von erfahrenen Fachkräften.
  - Ratschläge, Orientierungshilfen und Feedback.

Indem sie Zeit und Ressourcen in die Weiterbildung investieren, können medizinische Fachangestellte für bildgebende Verfahren eine optimale Versorgung ihrer Patienten gewährleisten und gleichzeitig ihre Fähigkeiten und ihr Fachwissen erweitern. Es wird empfohlen, einen jährlichen Weiterbildungsplan zu erstellen und sich über lokal und ferngesteuert verfügbare Möglichkeiten auf dem Laufenden zu halten.

Referenzen und empfohlene Lektüre

Die medizinische Bildgebung ist ein weites Feld, das sich ständig weiterentwickelt. Für diejenigen, die ihr Wissen vertiefen möchten, finden Sie hier eine Liste mit Referenzen und empfohlener Lektüre :

- Grundlegende Bücher :
    - Einführung in die medizinische Bildgebung: Grundlagen von Webb, Sprawls.
    - Handbuch der Radiologie für Techniker von Frank, Long und Smith.
- Spezialisierung auf medizinische Bildgebung :
    - MRT für Techniker von Westbrook.
    - Grundprinzipien der Computertomographie mit Seeram.
- Patientenversorgung in der medizinischen Bildgebung :
    - Patientenversorgung in der medizinischen Bildgebung von Romer und Sando.
    - Kommunikation in der medizinischen Bildgebung von Darnell.
- Strahlenschutz :
    - Strahlenschutz für Techniker und Radiologen von Statkiewicz Sherer, Visconti, und Ritenour.
- Geschichte der Radiologie :
    - Die Entdeckung des Röntgenstrahls durch Glasser.
- Lektüre zu Herausforderungen und Ethik :
    - Ethik in der Radiologie von Cathey und Gaylord.
    - Psychologische Herausforderungen in der Radiologie von Mainiero und Sullivan.
- Fachzeitschriften :
    - Journal of Diagnostic and Interventional Radiology.
    - Radiologie.

- European Journal of Radiology.
- Aktuelle Zeitungen in der Radiologie :
  - Radiology Today.
  - AuntMinnie.
- Leitfäden für Pflegekräfte :
  - The Medical Imaging Assistant: A Practical Guide by Jones and Kelly.
  - Positionierungstechniken für Radiologietechniker von Bontrager und Lampignano.
- Lesungen über die Zukunft der Radiologie :
  - Die Zukunft der Radiologie von Dreyer und Hirschorn.
- Online-Ressourcen :
  - Webseiten von Fachgesellschaften wie der Société Française de Radiologie.
  - Online-Bildungsportale wie Radiopaedia oder Medscape für regelmäßige Updates zu Technologien und Fallstudien.

Fachkräften wird empfohlen, ihre Lektüre regelmäßig zu erweitern, um sicherzustellen, dass sie über die neuesten Entwicklungen und bewährten Verfahren in der Radiologie auf dem Laufenden sind. Dies trägt nicht nur zu einer besseren Patientenversorgung, sondern auch zu einer persönlichen und beruflichen Bereicherung bei.

www.ingramcontent.com/pod-product-compliance
Lightning Source LLC
Chambersburg PA
CBHW072203290526
45794CB00004B/1636